Csilla E. Konti

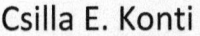

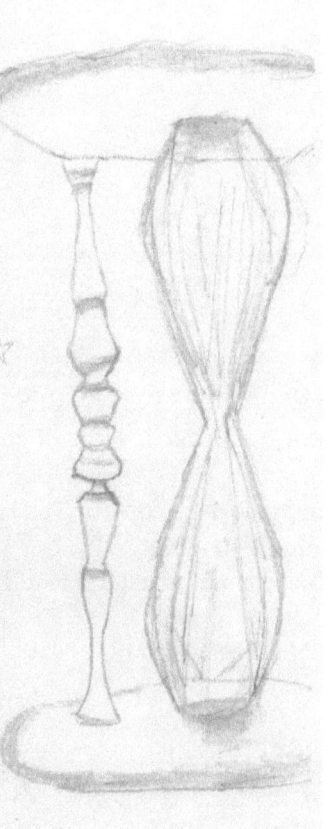

Cancro:

IL MIO PUNTO ZERO

Come ho trovato

la forza di guarire

Cancro: IL MIO PUNTO ZERO
Come ho trovato la forza di guarire

Immagine della copertina elaborata con gli strumenti dell'IA

Schizzo a matita del frontespizio: Paolo Quang Tam Calanna

ISBN: 9798859815418

A Paolo Quang Tam, mio figlio
A Salvo, mio marito
Testvéremnek, Zsoltnak

Sommario

Introduzione

Dicono che chi legge vive due vite, quella propria e quella del mondo svelato dalle pagine del libro che si sta leggendo. Per questo ho sempre amato leggere. I libri mi accompagnano dappertutto. Con un libro non mi sento mai sola. Nemmeno nelle sale di attesa dei poliambulatori.

Questa, invece, è la prima volta che il libro, ho deciso di scriverlo io. Il motivo è la notizia della diagnosi di un tumore che sentii sconvolgere tanto l'intero mio essere, da portarmi a intraprendere un cammino di cambiamento tale, che la ragione si rivelava incapace di comprenderne l'evoluzione e di dargli un significato.

Ne parlavo con una mia carissima amica che, tra l'altro, lavorava come infermiera in una clinica di Treviso e che mi consigliò di tenere un diario sulle esperienze che stavo vivendo. Non ne fui molto convinta perché sentivo dentro di me una tensione che mi rendeva incapace di stare ferma quanto sarebbe servito per poter scrivere. Tuttavia, mentre parlavo con i miei famigliari al telefono, sentii mio fratello dirmi la stessa cosa. Lui mi diceva semplicemente di mettere su carta qualsiasi cosa che mi passasse per la testa, anche solo delle semplici parole a caso, delle frazioni di pensiero, dei pezzi di frase anche se li trovavo incoerenti. Il fatto che fossero due le persone a me vicine che mi dicevano la stessa cosa, mi fece riflettere. Quindi decisi di catturare i miei pensieri e di rinchiuderli in un diario.

I pensieri mi dicevano che stavo vivendo uno di quegli episodi di cui in genere si pensa che non può accadere a sé stessi.

Ma quando ciò accade, trascina la persona che la vive in questo turbinio di cambiamenti radicali che sconvolge l'intero suo essere fisico, emozionale, spirituale, fino a costringerla all'annientamento, riducendola ad un punto zero dell'esistenza, la porta a riorganizzare, fino ai minimi dettagli, il proprio modo di vivere e di pensare, a rivedere le relazioni sociali. La porta a mettere in discussione tutto, persino la propria fede, i propri valori e sé stessa.

È un'esperienza che ciascuno vive e affronta in modo diverso, che fa scoprire degli aspetti della propria persona di cui prima non si aveva conoscenza. È un'esperienza di cambiamento sullo sfondo di un dolore che a volte vuole essere dipinto a colori oppure sublimato nelle note di una musica, scolpito in pietra o in legno, recitato su un palco, oppure impastato in argilla o in farina, oppure vuole essere potato sui cespugli di un giardino o di un parco, oppure intagliato in pezzi di stoffa. Altre volte, invece, questa esperienza di cambiamento sofferto vuole farsi esprimere semplicemente con delle parole fatte di lettere, come quella mia. È un'esperienza che vuole venire a galla nel modo più specifico alla singolarità della persona che la vive. Perché prende origine nel punto più profondo dell'anima e lo fa per creare un confine netto sulla linea del tempo tra ciò che è stato prima, ciò che si vive nel momento del presente e un futuro che fragilmente si cerca di disegnare dopo una tale diagnosi.

È un'esperienza che sconvolse non solo me, ma anche chi mi stava intorno, i famigliari, gli amici, i parenti, i colleghi, i vicini di casa, i conoscenti.

La diagnosi mi arrivò come una scossa, come un segnale di allarme del corpo fisico su qualcosa che ha smesso di funzionare, o meglio, che si è contorto contro sé stesso. È una sconfitta? No, è una sfida! Questa sfida sta nel cogliere il messaggio di questo segnale di allarme, ascoltarlo, ossia imparare ad ascoltarsi; accettarlo, ossia accettarsi, perdonarsi, amarsi, al fine di osservare il mondo esterno per ascoltare, perdonare, amare ed esprimere gratitudine per tutto ciò che regala la Vita e per la Vita stessa.

Le pagine che seguono raccontano la mia esperienza di malattia sublimata giorno per giorno in quel diario contenente i miei pensieri, le sensazioni delle mie esperienze vissute, le frasi delle mie letture, gli aforismi di quei giorni che mi arrivavano nelle notifiche del mio cellulare, plasmando l'opportunità verso un cambiamento radicale che mi ha guidata a lasciare alle spalle tutte quelle esperienze del passato che avevano creato delle convinzioni disfunzionali e delle abitudini inefficienti trasformate con il percorso della guarigione in nuove abitudini che mi hanno portata all'azzeramento prima, e alla rinascita poi.

Lo scopo del contenuto di questo libro è quello di guardare in faccia quei tempi precedenti al cancro che mi ha insegnato di prendere il buono che c'era e di voltare le spalle a tutto ciò che si era rivelato tossico e disfunzionale; di ripercorrere i mesi delle terapie e gli anni di ripresa tenendo stretta tra le braccia la persona che ero; di offrire uno strumento di confronto e una visione diversa a coloro che affrontano delle esperienze simili in prima persona.

Il libro è un invito ad osservare, è rivolto anche a chi si trova ad assistere i propri cari in un percorso che mette alla prova l'essere umano fino alla sua più profonda essenza, al fine di meglio comprenderli per poter accompagnarli nel percorso delle cure offrendo loro non solo la propria presenza fisica, ma soprattutto un appoggio affettivo – emotivo secondo l'unicità di chi affronta in prima persona le cure e il cambiamento. Perché chi si trova ad affrontare una diagnosi di tumore ha bisogno di essere capito e non compatito.

Queste pagine possono offrire uno spunto anche a chi si trova ad affrontare degli avvenimenti che sconvolgono le abitudini, le relazioni interpersonali in qualsiasi campo ed in vari contesti - anche i più impensabili - della vita, tali da portarlo a tingere a quella modalità di pensiero non-convenzionale che solo fa diventare consapevoli della necessità di rivedere oppure di abbandonare le abitudini disfunzionali che impediscono di vivere con serenità la vita in modo appagante. La consapevolezza di impostare un nuovo stile di vita che parte da dentro, dagli atteggiamenti rispetto ad avvenimenti e persone e dall'alimentazione, esercitandosi anche fisicamente per far fronte alle nuove sfide, anche alla sfida del cambiamento di sé stessi imparando a disimparare, è la chiave verso un nuovo inizio.

La mia storia

Transilvania

Correva l'anno 197... in pieno comunismo, nella Romania di Ceauşescu. Un lungo viaggio in macchina in una città tra le montagne. Un corridoio lungo, bianco, invaso della luce accecante di un sole ostile che invadeva quell'ambiente attraverso delle finestre enormi. Piangevo forte in braccio ad un'infermiera che mi portava via dai miei genitori; mio papà e mia mamma che mi salutavano. In quell'ospedale, in quei tempi, non era consentito ai genitori di farsi ricoverare insieme ai loro figli.

È questo il mio primo ricordo che risale a quando avevo tre anni e mi fu diagnosticato il primo linfoma di tipo Hodgkin.

Cinque anni dopo, il secondo linfoma.

Qualche anno dopo, all'età dei miei "perché?" mamma mi disse che i medici non avevano confermato nessuna delle due volte la diagnosi, ma la radioterapia l'avevo fatta entrambe le volte.

Nel frattempo nacque mio fratello, il dono più bello che i miei genitori mi avessero mai potuto fare.

Erano contenti di vedermi proseguire andando incontro alla vita tra visite e controlli. Mi fecero frequentare le migliori scuole facendomi studiare la lingua francese, l'unica consentita a quei livelli perché nonostante quel regime totalitario degli anni della guerra fredda, la società romena era storicamente permeata da una tradizione culturale francofila, tanto che gli abitanti della Capitale amavano e amano tuttora vezzeggiare Bucarest, come "Piccola Parigi". Studiai quindi per vent'anni il francese, con la probabilità di una prospettiva prefigurata da mio papà che un domani potessi andare via da un mondo che non offriva alcun futuro, tanto meno a quelli come me, che facevano parte dalla minoranza etnica ungherese. Poiché in Transilvania, pur facendo parte integrante della Romania, convivono tre etnie: i Romeni, gli Ungheresi e i Sassoni transilvani di ceppo germanico.

La Perestrojka di Gorbaciov non si era ancora diffusa abbastanza nel comunismo di stampo nazionalista di Ceauşescu che metteva in atto una politica di assimilazione etnica, chiudendo le scuole delle minoranze etniche e proibendone gli eventi culturali, distogliendo così l'attenzione della gente dai problemi gravi.

Quando iniziai a frequentare l'Università a Timişoara, per le ragazze era obbligatorio a fare il militare una volta a settimana per tutti i quattro anni di studio (divenuti cinque dopo il crollo del regime). Alla fine, oltre al titolo di studio, si otteneva il grado di tenente in riserva. Ma io non volevo fare il militare! Il mio peso corporeo e la mia statura minuta, con un po' di sacrifici, mi avrebbero permesso di buttare giù quei quattro chili che mi avrebbero salvato da quell'esperienza bolscevica, terrorizzante ed arrivare al traguardo dei 39,99 kg, perché ai 40 kg non c'era scampo, scattava l'obbligo di arruolarsi senza scuse. Nella mia famiglia c'era un clima pesante e tanto timore, i miei mi esortavano all'ubbidienza dettata dal regime. Si sussurravano notizie di persone scomparse che in parole o azioni avevano manifestato opposizione contro il regime. Ma il mio intento non comportava alcuna denigrazione, era in gioco solo il mio peso corporeo. Seguirono due settimane di dieta fatta solo di tisane e di biscotti, senza alcuna assistenza specialistica, nemmeno dell'insegnante di educazione fisica che era di parte, come tutti gli altri docenti. A sostenermi c'erano solo le mie amiche. Non ce l'ho fatta. Sono arrivata a pesare 40,6 kg al momento della selezione. Ero la penultima nella fila, in ordine decrescente tra le mie compagne.

1989. Il quindici dicembre scoppiava la rivoluzione a Timişoara. Un'epoca, quella "d'oro", chiamata sotto il regime "Epoca de aur", stava andando in frantumi e con essa anche l'obbligo del servizio militare per le donne. Nessuno l'avrebbe mai immaginato! Ma nessun male dura in eterno, neanche una dittatura. E lì, nella Piazza Operei con i miei amici, colleghi e compagni vivevamo i momenti della sua fine, tutti esaltati e spericolati a scrivere le pagine di storia di quei giorni gridando e invocando la Libertà!

Cinque anni dopo mi laureai in lingue presso l'Università di Timişoara in quel clima di pace tanto atteso, che si respirava nella serenità della gente, delle nuove speranze nella vera democrazia tanto desiderata come baluardo di quella Libertà che si credeva esistesse solo nelle zone più fortunate del mondo.
A settembre di quell'anno iniziai a lavorare come insegnante di lingua francese e collaboravo con la Camera di Commercio della mia città come interprete e traduttrice.

Un giorno di fine anni '90. Aeroporto di Budapest, Ferihegy 2
Ero di passaggio. Mi trovavo in fila all'ufficio bagagli smarriti. Davanti a me un ragazzo straniero aveva perso anche lui il proprio bagaglio e cercava di chiedere ulteriori informazioni a riguardo all'impiegata ungherese. Fu chiesto ai presenti di intervenire per facilitare la comunicazione tra loro su alcuni chiarimenti complementari, quindi diedi la mia disponibilità. Capii che lui era italiano di origine siciliana stabilito a Milano e venuto a Budapest per trascorrere le vacanze, ma il suo bagaglio non era stato caricato sullo stesso volo. Conclusa la pratica per il recupero del suo bagaglio, ci scambiammo i numeri di cellulare per ogni eventualità in vista di questa pratica perché fosse andata a buon fine. Lui se ne andò

e io ritirai il mio bagaglio, e poi presi il pullman verso la stazione per prendere il treno che mi avrebbe riportata a casa.

Così la preoccupazione per il ritrovo del bagaglio smarrito divenne la scusa che fece scattare l'inizio di una storia che dopo qualche anno portò al mio trasferimento a Milano.

Nuova vita nel nuovo mondo

Non posso non ricordare la frase di Goethe scritta in una delle sue memorie sui viaggi fatti in Italia in cui la descriveva come "il paese più bello, abbracciato dal sole e baciato da Dio!" La mia esistenza continuava proprio in questo luogo che, sui banchi di scuola, mi affascinava anche solo tra le pagine dei libri. Ciò che avevano svelato quelle pagine e che avevo studiato con tanto entusiasmo, si stava materializzando sotto i miei piedi e davanti ai miei occhi. Era la realtà, una nuova, tutta da capire e da affrontare.

Dopo varie esperienze lavorative nell'ambito dei contatti con l'estero di varie aziende, decisi di far riconoscere la mia laurea in lingue. Tra queste lingue c'era anche il rumeno che nelle università milanesi non era oggetto di studio. Mi iscrissi all'Università di Udine, sostenetti tutti gli esami necessari per l'equipollenza, compreso l'esame di laurea sempre in lingua francese, il tutto in due anni, mentre stavo lavorando.

Il sole sorge in Oriente e con lui una nuova Vita

Ero felicissima a condividere con i miei colleghi e i miei capi la strepitosa notizia che stavo per diventare mamma, che l'iter di adozione stava procedendo bene e mancavano pochi mesi fino alla partenza per il Vietnam, e che avrei finalmente potuto stringere tra le mie braccia mio figlio dopo tre lunghissimi anni di attesa. Era difficile intravedere in quell'azienda la prospettiva di una maternità, per cui cercai di collaborare in maniera autonoma con una diversa dove, però, le condizioni non corrispondevano alle mie aspettative.

A breve trovai un'altra azienda dove fui assunta nello stesso ruolo. Per prevenire qualsiasi inconveniente, al momento del colloquio di assunzione, nell'istante della fatidica domanda, avevo risposto con sangue freddo solo che non potevo fare dei figli. Infondo, era questa la frase che al momento di quel colloquio si voleva sentire. Ed era vero. L'infertilità scientificamente provata era scritta nero su bianco sul referto medico. Ma era l'infertilità solo della pancia. Mio figlio lo sentivo pulsare in ogni battito del mio cuore.

Alla fine del mese trascorso a Ho Chi Minh City e al rientro a casa, non volevo più tornare a fare un lavoro subordinato. Dopo la maternità volevo continuare a fare la mamma, a godermi mio figlio tanto atteso - per me - per tantissimi, lunghissimi anni. Volevo reinventarmi un lavoro indipendente, in cui fossi io a decidere gli orari e in cui gli unici capi fossero i miei clienti. Cosa avrei potuto fare? Che cosa sapevo fare per farlo fruttare? Con una laurea in lingue potevo solo lanciarmi nell'ambito dell'interpretariato e delle traduzioni. Sì, l'unica soluzione che intravedevo era questa.
Non avevo troppi mezzi economici da investire. Mi sono costruita il sito da sola con uno strumento della categoria "for dummies" (ovvero "per gli stupidi"). Fatturavo "da mamma", come in un lavoro part-time, ma mi godevo mio figlio, la mia piccola famiglia nella nostra grande metropoli, insieme a Salvo, il ragazzo siciliano che si era perso i bagagli a Budapest e che era diventato mio marito e papà della nostra GioiaGrande dagli occhi a mandorla.

Gliene sono infinitamente grata! Abbiamo fatto tanta strada, tanti voli insieme, volando oltre l'orizzonte, sino alle sponde del Pacifico, superando i limiti del mio corpo, perseguendo il sogno di diventare una famiglia a tre, diversi di etnia e di colore ma uniti dall'Amore!

Quindi, alla domanda "chi sono?" posso solo rispondere di sentirmi cittadina del mondo. Sono un po' tutte le culture che ho assimilato negli anni, che mi hanno aperto la visione sugli intrecci degli eventi della storia e della civiltà di ogni nazione con la quale sono entrata in contatto e che ha contribuito alla formazione di quella che sono oggi.

I

L'incontro

"[...] amo ardentemente la vita...
e non riesco tuttora assolutamente a
discernere se io mi stia avvicinando a
terminare la mia vita o se sia appena
sul punto di cominciarla."
F.M. Dostoevskij, Inediti

Era l'estate del 2017, insolitamente faticosa. Vacanze volate in un batter d'occhio sullo sfondo di fastidi che attribuivo a non so che cosa... al troppo tempo trascorso in posizione seduta per lavorare? Tuttavia, quell'estate, rispetto alle altre volte in estate, avevo lavorato di meno.

A settembre, un dolore fulminante ed intenso sotto la scapola sinistra mi fece letteralmente saltare dal letto in piena notte. Antidolorifico. Mi riaddormentai. La mattina mi guardai allo specchio, ma sotto la scapola non c'era nulla. Alzando il braccio sinistro, trovai un subdolo "uovo", di cui il giorno dopo mi fu detto che era un linfonodo gonfio. Era spuntato impercettibilmente, era insidiosamente morbido. Un tumore inviava un messaggio che c'era qualcosa da rivedere. Perché un tumore, come qualsiasi altra malattia che si crea da dentro, non arriva mai per caso. Ma questo lo capii qualche tempo dopo.

"Qual' è l'esito?" - chiesi con angoscia e con voce tremante al dottore mentre sentivo le mie mani sudare freddo.

"È maligno" - rispose con un tono sereno dietro il quale si celava la sua professionalità abituata a dare le brutte notizie tutti i giorni a chi aspettava l'incontro con lui nel reparto di oncologia per sapere come sarebbe andata la propria vita dopo l'esito dei vari esami.

Mio marito mi teneva per mano e non riuscivamo a trattenere le lacrime. La risposta del medico fece scattare nella mia mente l'immagine di un orologio che appena iniziò a contare il tempo alla rovescia.

"Ma mio figlio non può perdere la madre per la seconda volta!" - mi sentii di colpo pronunciare queste parole in maniera del tutto incontrollata, come se non fossi stata io a dirle e per cui, dopo aver sentito con le mie orecchie il loro suono, realizzai con la mia ragione il loro senso che fece raddoppiare l'intensità della mia angoscia, accompagnata da qualche goccia di sudore che sentivo scivolare sulle tempie.

"Ma non vi dovete preoccupare" – rispose il medico, "oggi di cancro si guarisce, bisogna essere forti ed esserne convinti" – disse con una voce dal tono deciso accompagnando le sue parole con un colpo del palmo della sua mano contro la scrivania dietro la quale era seduto, quasi come per fissarle in maniera irremovibile.

Tuttavia, queste sue parole mi sembravano retoriche perché non sentivo affatto di appartenere a quella categoria delle persone privilegiate che si possono definire "convinte".

Il medico continuava a parlare, ma io non sentivo più nulla. Il mio udito percepiva la sua voce come un rumore di fondo. Mentre parlava, alcune parole sugli esiti dell'esame istologico mi catturarono l'attenzione. Le lacrime mi coprirono gli occhi, non vedevo nulla, cercavo di trattenere i singhiozzi. La punta della sua penna si fermò sopra una scritta lunghissima, un codice alfanumerico seguito da tre parole: carcinoma duttale infiltrante. L'esito di un esame di diagnostica per immagini lo presentava a forma di clessidra localizzata all'interno del seno sinistro.

Già, una clessidra... portatrice di innumerevoli significati che mi spingeva prepotentemente ad incamminarmi verso la via dell'annientamento, un punto in cui bisognava fermarsi per scegliere se subire o reagire a ciò che mi stava succedendo... ...Perché mio figlio... Mi sentivo proiettata inspiegabilmente nei ricordi dei tre anni di lunghissima attesa per poter finalmente abbracciare mio figlio nel lontano Oriente, poi la sua faccina dagli occhi a mandorla, le sue manine sul mio volto in quel primo giorno che fece diventare lui mio figlio e a me sua mamma, quella per sempre. Niente e nessuno poteva strapparmi quei ricordi per farli morire. Nemmeno il cancro.

Al momento della visita multidisciplinare, una combinazione di chemioterapici indicava l'inizio di questo nuovo cammino. A mia sorpresa, scoprii che non ero obbligata ad accettare la chemioterapia, la decisione era affidata a me, a nessun'altro che a me, in tutto e per tutto. Decidere, dunque. Avevo a disposizione due settimane.

Di natura sono orientata a non stare ferma, la rassegnazione non fa parte del mio vocabolario. Volevo fare qualcosa. Il non fare nulla, il non reagire equivaleva ad una fine con l'inevitabile minaccia dei rimorsi. E dopo, ma solo dopo averle provate tutte, proprio tutte, mi sarei potuta ritenere pronta ad affrontare la morte con serenità e senza rimorsi. Percepivo i rimorsi come il male peggiore, come se fosse vivere un inferno. Mi sentivo pronta ad accettare tutto, tranne che i rimorsi nutriti dalla rassegnazione. Rassegnazione. Reazione. Entrambe le parole rimandano all'azione. Ma per agire, serviva conoscere l'avversario, il cancro. Percepivo il cancro come un avversario. Un avversario insediato dentro di me. Ma una delle frasi sussurrate dalla mia fede, che sentivo emergere dal cuore verso la ragione era quella di amare il mio nemico e di pregare per chi mi perseguita. Osservai che questo nemico, come ogni cosa che mi faceva percepire un disagio, un dolore di qualsiasi genere, aveva qualcosa da dirmi.

Infiltrante.
Ero preoccupata per la recidiva. Come fare ad evitare che accadesse di nuovo all'altro seno o ad un altro organo? Era infiltrante. Si sarebbe potuto diffondere...

Ero preoccupata del mio aspetto che in breve tempo sarebbe cambiato. Come fare per accettare il mio nuovo aspetto e quello di come sarei diventata dopo? Ero in preda all'angoscia. Finché lo si sente capitare agli altri, il tutto si ferma ad un livello astratto. Quando lo si vive in prima persona, quel tutto acquisisce un significato diverso, terrificante, tanto da sentirne l'effetto manifestarsi come un dolore nutrito dall'angoscia che schiaccia il petto.

L'oncologo, in occasione della visita multidisciplinare, mi confermò che il cancro era una malattia multifattoriale, ciò vuol dire che il suo insorgere è stato causato da diversi fattori, non solo fisici e genetici, ma anche ambientali, di stile di vita e psicosomatici.

Navigavo in rete, cercavo dei siti attendibili come quelli dell'AIRC, della LILT, della Fondazione Veronesi, di siti stranieri per confrontare le informazioni, per sapere di più sui motivi che portavano a questa malattia.

Sapere.

Tra le mie letture incontrai delle nozioni di oncologia integrata, di medicina integrata, ayurveda e agopuntura, di medicina tradizionale cinese, yoga, qi gong, tai chi, intelligenza emotiva e neuroscienze, epigenetica e psiconeuroendocrinoimmunologia (PNEI) di cui venni a sapere che era la nuova disciplina biomedica integrata che studia le relazioni esistenti tra comportamento, risposta del sistema nervoso e del sistema endocrino agli stimoli dell'ambiente esterno o provenienti dallo stesso organismo, e la conseguente attivazione del sistema immunitario, un processo, questo, che se perde l'armonia e l'equilibrio – secondo la medicina integrata - porta all'insorgere delle malattie autoimmuni. Lo percepivo come un termine che richiudeva in sé tanti significati, tante domande con altrettante risposte, ma che generavano altre domande nella mia testa. Per evitare di scivolare nell'inferno dei rimorsi con il tranello della rassegnazione, nella mia mente si stava definendo questa successione di parole che sentivo funzionale: reazione, sapere, azione.

Trovavo indiscutibile che la chemioterapia andava fatta nonostante l'angoscia che provavo per i cambiamenti che mi attendevano e ai quali avrei dovuto sottopormi.

Mi sentivo preparata ad affrontare l'intervento e le cure, ma solo con la ragione; nonostante le rassicurazioni che ricevetti dai medici, non sapevo come ne sarei venuta fuori. Sapevo solo delle conseguenze alle quali andavo incontro, del cambiamento radicale del mio aspetto, del mio intero essere e del mio intero modo di pensare. Ma tutto al fine del bene e del dono supremo: la Vita. Questo fu il pensiero dettato dalla mia ragione, ma che non sentivo affatto risuonare nel mio cuore. Mi sentivo sconnessa, sentivo di scivolare inesorabilmente verso un annientamento, verso il nulla, verso un vuoto come in una caduta libera, in preda all'angoscia chiedendomi se da quel nulla sarei mai potuta tornare a ciò che si è abituati a chiamare "normalità".

Mi guardavo spesso allo specchio, stavo salutando la persona che ero fino a quel momento, una persona integra e in vita, che portava in sé il seme del vuoto rinchiuso in una clessidra plasmata dal cancro e contenente un'infinità di significati anziché dei semplici granelli di sabbia di una clessidra comune.

Il mio senso di solitudine mi spingeva a chiedere aiuto. All'inizio non sapevo da dove potesse arrivare un qualche aiuto, chi avrebbe potuto aiutarmi nel concreto. L'unica cosa che avrei potuto fare era cercare. Pensai che prima di rassegnarmi lasciando tutto al caso avrei dovuto cercare.

Conobbi dei medici le cui competenze erano integrate di cure alternative assolutamente non per sostituire la chemioterapia né i farmaci da assumere dopo, ma per sostenere il corpo di reggere gli effetti di quelle cure senza dover assumere altri farmaci e per sostenere la psiche a reggere gli effetti dei cambiamenti indotti dalle terapie.

Conobbi delle figure di trainer di crescita personale e di trainer specializzati in percorsi di motivazione dedicati ai pazienti oncologici. Queste figure non svolgono un'attività diagnostica, non prescrivono farmaci e non si sostituiscono né ai medici né agli psicologi; la loro attività consiste nell'accompagnare la persona a prendere coscienza delle proprie dinamiche comportamentali, emozionali, e mentali, in particolare, per un paziente oncologico in base ad un metodo specifico al fine di farlo tornare in accordo con sé stesso. Stavo scoprendo un mondo – per me, in quel momento – parallelo, sconosciuto, tutto da esplorare. Di questi trainer ne conobbi diversi.

Alla fine scelsi quella figura professionale dalla quale sentivo totale dedizione e reale coinvolgimento durante le sessioni online (diversa da coloro soliti a tenere le sessioni online mentre sono alla guida della loro macchina, - atteggiamento questo del tutto scoraggiante nei confronti dell'assistito). Intrapresi così un percorso di crescita personale centrata sulla demolizione delle false convinzioni rivelatesi negative ed inefficaci, dei giudizi e dei pregiudizi, delle false credenze che mi opprimevano. Arrivai così a creare una nuova visione sulle relazioni e dei nuovi modi di affrontare gli eventi del quotidiano.

Conobbi degli specialisti della dietologia e della nutrizione che mi sostenevano con dei piani mirati in tutte le fasi delle cure.

Erano queste le figure che mi avrebbero accompagnato nel cammino della guarigione dopo la diagnosi, durante le terapie e anche dopo averle concluse. Non per farcela, ma per vincerla questa partita della Vita! Perché la conoscenza porta serenità, mentre l'ignoto, l'ignoranza è l'oscurità che alimenta la paura e, quindi, il malessere che a lungo andare porta alla malattia.

Passarono alcune settimane dalla diagnosi fino al giorno in cui decisi di dare la notizia alla mia famiglia prima, e agli amici poi. Temevo la loro reazione. Mi infastidiva l'idea di dover raccontare e dare una spiegazione al loro "come mai" quando nemmeno io capivo bene ciò che mi stesse accadendo. Ritenevo giusto di avvisare la mia famiglia in Romania per prima, preparandomi il cervello e il cuore a mantenere un certo distacco dalle reazioni che avrei dovuto sentire. Nonostante fosse una conversazione al telefono fatta in tardo pomeriggio per vivere la prima parte della giornata in relativa quiete, quel giorno diede inizio ad altri di quelli che non amo ricordare. Al telefono, i famigliari e gli amici mi chiedevano se fossi sicura delle cure, ricordandomi puntualmente che in Romania di cancro si muore, nel senso che il tasso di mortalità causata dal cancro è alto.

Nonostante la Romania facesse parte dei ventisette paesi dell'Unione Europea, per una serie di motivi sconosciuti ai comuni cittadini, esiste un'Europa di "serie A" ovvero occidentale, e l'Europa dell'Est di "serie B." Ma questo è un altro argomento ampio che non è adatto da sviluppare in queste pagine.

In questa Europa "di serie B" dove si trova anche la Romania, al paziente oncologico che va a farsi la seduta di chemioterapia, può capitare di sentirsi dire che i chemioterapici siano finiti e che verrebbe avvisato quando tornare per continuare le cure. È una cosa agghiacciante che ignoravo fino a quel momento e non pensavo che potesse esistere né tanto meno che sarebbe potuto capitare proprio a me. Ne rimasi sconvolta. Mi rendevo conto di quanto le preoccupazioni dei miei fossero fondate e dell'ingiustizia immane che persiste anche dopo il crollo del muro di Berlino. Comunicare la notizia di una tale diagnosi per chi vive in Romania, equivale ad un addio, ovvero "a Dio", a quanto vorrà Lui aggiungere dei giorni o meno alla vita di un malato di cancro.

Nella sfortuna mi sentivo fortunata, mi rendevo conto che vivere nell'Europa di "serie A", in particolare in Italia, era una grazia per la quale il minimo che potevo fare era quello di esprimere gratitudine sempre. E ringraziare ogni giorno quando aprivo gli occhi e ogni sera prima di andare a dormire. E poi, prima di parlare della "mala sanità" in Italia, ci sarebbe da farsi un po' di riflessione, anche per come fare a preservare e valorizzare la Sanità Pubblica.

Durante quella fatidica telefonata, mio fratello mi venne incontro, il suo tono di voce rassicurante lenì il turbamento dei nostri due mondi collegati dalla rete, mi confermò che sarebbe venuto per dare un supporto alla mia famiglia mentre sarei stata ricoverata per l'intervento. Proprio lui, che per il tipo di carattere che ha, è solito comunicare in monosillabi del tipo: "sì", "no", "forse", "non lo so", quella volta riuscì a fare una conversazione di un'ampiezza insolita con indubbio effetto rassicurante per la persona che ero in quel momento.

Con mio marito iniziammo a preparare nostro figlio a ciò che avremmo dovuto affrontare dicendogli che le malattie fanno parte della vita, che l'ospedale era un luogo dove si va per farsi curare dai dottori e dagli infermieri che lavorano apposta lì facendo il loro meglio per aiutare a ritrovare la salute a chi si trova ricoverato, che tutto sarebbe andato bene, e che a breve, lo zio sarebbe arrivato dalla Romania per accudirlo mentre papà era al lavoro. Seguirono tante domande e tanti dubbi come quelle fatte da un ragazzino di dieci anni e altrettante rassicurazioni da parte nostra, ma delle quali io stessa dubitavo per prima. Nonostante ciò, m'impegnavo a mostrare la mia serenità al massimo che potevo, tanto che né i miei famigliari, né i miei amici si preoccupavano più troppo per me. Tutti mi dicevano di quanto ero brava a mantenere la dieta e la mia serenità, di quanto ero forte. Dentro di me, invece, vivevo un'ansia pesante, non mi sentivo forte affatto, ma non avevo nessuna alternativa. Vedere delle facce preoccupate intorno a me non avrebbe fatto altro che peggiorare il modo in cui mi sentivo.

Qualche settimana prima dell'intervento fui convocata perché il chirurgo senologo e il chirurgo estetico dovevano stabilire le modalità d'inserimento e le misure della protesi che avrebbe sostituito il mio seno malato con dentro il carcinoma a forma di clessidra. Andava rimosso quel seno, del tutto, in termini tecnici: mediante una mastectomia. Mi sentivo come se fossi in una sartoria, con la differenza che non si prendevano le misure della stoffa di un vestito, ma erano le misure effettuate con il centimetro di sartoria sulla mia pelle. Tuttora mi viene difficile descrivere la valanga delle emozioni che mi investivano in quel momento. Ricordo solo una serie di domande curiose che sfioravano i limiti di qualsiasi immaginazione e dell'assurdo, e che feci al chirurgo estetico sulle misure, sul materiale impiegato, sugli eventuali termini di scadenza della protesi che mi doveva inserire, mentre lui e il suo collega cercavano di darmi delle risposte sdrammatizzanti a cura della mia serenità, con tutte le rassicurazioni scritte anche in un fascicolo che mi consegnarono alla fine della visita di quel giorno, e che avrei potuto rileggere tutte le volte che sentivo il panico tessere una ragnatela sul mio cervello offuscando le capacità del mio intelletto. A volte m'immaginavo diventare una donna "bionica", come uno dei tanti personaggi femminili dei videogiochi di mio figlio. Tuttavia trovavo rassicurante sapere che sarebbero stati in due i medici, non uno solo, a decidere le sorti della mia pelle e del mio nuovo aspetto da donna "bionica". Mi rassicurarono che sarebbe andato tutto bene e che sarei potuta andare persino a trascorrere il Natale dai i miei genitori in Romania.

Si avvicinava il giorno dell'intervento. Iniziai a comunicare la notizia sulla mia malattia anche ai miei amici più stretti, ai miei clienti e al parroco della chiesa dove facevo la catechista. Non volevo dirlo ad altre persone, amichevoli conoscenti, le sentivo distanti nonostante le frequentassimo insieme a mio marito da molto tempo, c'era qualcosa che mi frenava di farlo, non mi sentivo libera di esporre loro il mio malessere, la mia vulnerabilità. Lui invece insisteva di informare tutti i conoscenti dicendomi che la gente l'avrebbe visto da solo nelle occasioni alle quali eravamo soliti di partecipare insieme, gli avrebbe chiesto di me e lui non se la sarebbe sentita di rispondere che stavo bene, come si fa di consueto. Mi prese un forte senso di solitudine e di abbandono, di frustrazione e di rabbia per non essere stata compresa. Tutte le ragioni di informare la gente prevalevano sulla moltitudine di emozioni e di paure che ero incapace di placare, di esprimere. Sono quelle sensazioni che si fa fatica ad ammettere non solo davanti ad una cara amica di fiducia, ma anche a sé stessi. Ero priva delle energie indispensabili per insistere a sostenere le mie ragioni. Mi sforzavo di capire, di capirlo, di capirmi.

Qualche giorno prima dell'intervento arrivò mio fratello. Che evento strano! Le altre poche volte, era venuto insieme alla sua famiglia per trascorrere le vacanze insieme a noi. A tutto mi aspettavo tranne che avesse deciso di venire ad assistere la mia famiglia durante i giorni del mio ricovero. Ma l'aveva promesso e sapevo che lui le promesse le manteneva sempre.

Il giorno prima dell'intervento, per qualche inspiegabile sensazione che non cercai nemmeno di capire, ci tenevo di andare dal parrucchiere e dall'estetista, come per prepararmi ad un evento in cui il look avrebbe avuto chissà quale importanza, nonostante mi aspettasse solo l'appuntamento in sala operatoria e un letto di ospedale. Sentivo tuttavia il bisogno di rivedere i volti allegri e l'atmosfera inn e accogliente del centro estetico che frequento di solito, ma non me la sentivo di raccontare alcunché sulla mia diagnosi.

In camera non ero ancora in grado di leggere dopo l'intervento. Non pensavo a niente. Era solo il mio corpo che mi parlava della sua debolezza, dei suoi fastidi di quei giorni di estrema fragilità, privato da un elemento con il quale era nato, ma che dovette perdere per preservare la vita che ancora pulsava in lui.

Tutto il resto si era fermato: il tumore a forma di clessidra fu rimosso e segnò l'inizio di tutte quelle cose che erano da rivedere o da cancellare per sempre: stile di vita, lavoro, relazioni.

Il giorno dopo l'intervento una donna dalla presenza dolce entrò nella stanza. Non faceva parte del personale ospedaliero. Non la conoscevo. La sentivo come una presenza appena percettibile, si rivolse a me con tono gentile, con voce appena sussurrata, non capivo nulla di ciò che mi stava dicendo. Ricordo solo di averle risposto che non ero interessata alla sua proposta, ma lei mi lasciò lo stesso un opuscolo sul bordo del letto. Poi, nella stessa maniera impercettibile con la quale era entrata, si allontanò dalla stanza. Appoggiai l'opuscolo sul comodino, notai che era rosa e sulla copertina c'era scritto un nome: Licia. Era il suo nome. I prossimi giorni stavo meglio, lessi l'opuscolo e capii che Licia era una volontaria della ANDOS, l'Associazione Nazionale delle Donne Operate al Seno che offre supporto prima e dopo le terapie e alla quale mi rivolsi dopo essere stata dimessa dall'ospedale. Le visite dei miei uomini mi davano molto conforto, attenti alla mia dieta da integrare o sostituire a quella quotidiana. Due delle mie migliori amiche vennero a trovarmi, rivederle in quel contesto mi riempiva di stupore e di gioia alla volta, tra risate e battute di cui mi sono fatta tesoro per i tempi che avrei dovuto affrontare qualche settimana dopo. Le mie condizioni fisiche stavano migliorando secondo le previsioni cosicché nel giro di cinque giorni i medici ritenevano idoneo di dimettermi.

Non ho mai fumato né consumato alcol, una condizione questa, di cui mi fu detto che era una garanzia di rimarginazione ottimale delle cicatrici. E si rivelò vera.

E secondo le previsioni, trascorsi il Natale con la mia famiglia allargata in Romania. Nessuno contestava la mia dieta, i profumi e gli odori dei cibi che ne facevano parte dal sapore esotico esaltato dalle erbe aromatiche del mediterraneo e dalle spezie orientali. Le curiosità a tal proposito erano all'ordine del giorno, accompagnati dagli assaggi, dai paragoni con la cucina del luogo, da valutazioni e giudizi.

Lì, la mia malattia era un tabù. Nessuno dei parenti l'avrebbe dovuta sapere per evitare reazioni allarmistiche e ulteriori difficoltà per i miei genitori di raccontarla, di dare delle spiegazioni alle telefonate ricevute a tale scopo anche con una consueta frequenza piuttosto fastidiosa ma, per le usanze del posto, fatte in buona fede.

Qualche giorno dopo il ritorno a Milano, avrei avuto la visita multidisciplinare, una tappa successiva di passaggio dalle cure chirurgiche e quelle oncologiche durante la quale mi erano state presentate le cure che avrei dovuto affrontare. Aspettavo con angoscia quel momento. Ci andai da sola, non volevo la presenza di nessuno. Le parole di conforto e di compassione in quel momento mi davano fastidio. Mi sentivo come davanti a uno degli esami di scuola con la differenza che, questa volta, non potevo controllare nulla perché nulla dipendeva dal mio intelletto, di quanto avevo studiato, di quanto ero preparata in una determinata materia. Era l'esame di quella parte di me che, in qualche modo, era incontrollabile, sfuggiva al controllo della ragione. Mi aspettavo di trovare una commissione di medici che mi avrebbero presentato il quadro clinico in cui mi trovavo in quel momento e le cure che avrei dovuto seguire. Sentivo molta ansia. Nella sala di attesa sentii chiamare mio nome e il numero della sala delle visite verso la quale mi dovevo dirigere. Entrai, ma non c'era nessuno. Il tutto si svolse in una maniera molto più informale rispetto a quella che immaginavo. Arrivarono due medici, il chirurgo che mi aveva fatto l'intervento e l'oncologo. Il primo consegnò del cartaceo al secondo, mi salutò e uscì dalla sala delle visite. L'oncologo mi parlava della cura personalizzata più adatta al mio caso, composta dalla combinazione di due sostanze e di una terza a parte, selezionate tra qualche centinaio a disposizione per consentire le terapie mirate.

Mi disse che dovevo esprimere il mio accordo per procedere alle cure di chemioterapia, mi parlò delle conseguenze e degli effetti curativi rispondendo a tutte le mie domande più bizzarre che mi passavano in quel momento per la testa, frutto dei miei pensieri indomabili rivestiti in parole. Il tutto era dovuto alla mia curiosità innata che mi faceva spesso essere catalogata come una mente iperattiva.

Nonostante avessi qualche settimana per decidere se sottopormi o meno a queste cure, dentro di me avevo già deciso di fare la chemioterapia. Volevo comunque sentire il parere anche di medici di altre strutture dove mi fu confermato lo stesso protocollo. I tempi di attesa per l'inizio delle cure erano più lunghi altrove ed era fortemente consigliato di iniziarle entro un determinato periodo di tempo. Ne presi atto ed procedetti di conseguenza.

La terza sostanza che avrei dovuto assumere dopo le prime due aveva un nome strano, si chiamava *taxolo*. Al sentire questo termine, la mia immaginazione mi catapultò in Vietnam, al centro commerciale Ho Tax, quello più vicino all'albergo dove alloggiavamo in via Dong Koi a Ho Chi Minh City. Vi andavo con mio marito e mio figlio di otto mesi a comprare le cose che ci servivano, tra cui anche la radice di una pianta aromatica di cui ci fu detto che aveva delle proprietà digestive, antiemetiche e rinfrescanti. Con il caldo umido caratteristico di quelle parti, questa radice era un toccasana leggero che entrò a far parte delle nostre usanze culinarie anche a casa essendo diffuso anche nei supermercati europei. Divenne quindi un leggero alleato per le mie giornate in cui assumevo il taxolo.

Da amante di lingue e culture straniere, mi piace tuttora divertirmi a creare delle filastrocche senza senso fatte di parole strane. Quella volta la mia fantasia giocava a caso con il vocabolo "taxolo" in frasi, appunto, senza senso del tipo:

Taxolo, Ho Tax, Tax Ho, tax-ò-lò,
value added tax-ho-tax-olò

La curiosità mi spinse a cercare l'origine di questa parola: perché il "taxolo" si chiama "taxolo"? Google mi svelò che taxolo era un taxano, chiamato anche paclitaxel che si ricava da un albero, taxus brevifolia della famiglia conifere, che cresce nell'America Nord-Occidentale ed è in via di estinzione!

Ma quanto è grande l'Universo! Dio ha pensato persino a creare, nel suo giardino, anche un albero per la cura della vita contro il cancro, ma quest'albero rischia di sparire! Un albero per la vita! La mia vita, come quella di tanti altri come me, forse si salverà proprio grazie all'esistenza di quest'albero! Un pensiero interrogativo mi sfiorò la mente: ma quest'albero chi lo salverà dall'estinzione? - ... e poi il pensiero volò via.

A metà gennaio iniziai le cure.

La mattina del primo giorno di chemioterapia mi guardai nello specchio e presi atto che era forse l'ultima volta che mi vedevo con quell'aspetto. Mi accarezzavo il volto e i capelli, lunghi fino alle spalle e folti, li pettinavo con cura e con più lentezza rispetto alle altre volte. Delle lacrime iniziarono ad offuscarmi la vista. Le asciugai perché non c'era tempo. Mi truccai leggermente, indossai un maglione bordeaux a dolcevita leggermente largo, lungo fino alle cosce, dei jeans neri elastici aderenti e degli stivali neri lunghi fino sopra le ginocchia. Nel mio disorientamento, cercavo di aggrapparmi a delle cose che mi potevano dare un pizzico di sicurezza. Andai ad abbracciare mio figlio guardandolo nei suoi occhi a mandorla cercando di rassicurarlo che tutto sarebbe andato bene. Era un abbraccio intenso, come quello primo, in Vietnam. Un pensiero lampo mi portò in mente i momenti a Ho Tax. E poi la radice aromatica fresca. Ecco! Sentivo che fosse questa ciò che volevo portarmi a presso. Ne misi un pezzettino nella borsa: l'oncologo mi aveva avvisato sulla nausea che mi avrebbe causato la terapia. L'idea di avere un antidoto naturale, oltre il farmaco che veniva fornito secondo il protocollo della terapia, quindi avere proprio quest'antidoto dal sapore fresco, mi rassicurava. Tuttavia l'ignoto mi metteva in ansia. Mi vennero in mente le parole che ripetevo a mio figlio: "in ospedale si va per curarsi e per stare meglio", ma facevo fatica a crederci. Mio marito mi chiese di venire con me, ma volevo andarci da sola. Il pensiero che qualcuno stesse lì ad aspettarmi per una mattinata intera nella sala di attesa mi dava fastidio. Rassicurarlo che andava tutto bene sentivo che portasse via delle risorse che mi servivano. Ma lui insisteva promettendomi che non avrebbe espresso preoccupazione e che accompagnarmi per lui sarebbe stato fondamentale. Nonostante la mia prima reazione, tuttavia mi sentivo confortata e abbracciata non solo fisicamente, ma anche nei pensieri che in quei momenti mi affollavano la testa. Arrivò il momento in cui fui invitata in una stanza a due letti a sedermi e ad aspettare che i farmaci indispensabili da assumere prima della somministrazione del primo ciclo di chemioterapia si facciano l'effetto.

Invece dell'infermiera, entrò Paola, sempre volontaria dell'ANDOS, dicendomi di prenotarmi per la parrucca. Le dissi che era la mia prima volta e che avevo ancora del tempo sino al momento della parrucca. Lei mi lasciò tuttavia il suo biglietto di visita. In realtà non ero ancora pronta nell'animo di affrontare il cambiamento del mio aspetto anche se la mia ragione avesse già approvato tutto.

Dopo qualche minuto entrò Monica, l'infermiera con la quale iniziai a segnare la fine di un capitolo di vita. Era quel tipo di persona la cui presenza sentivo inspiegabilmente amichevole non semplicemente per la sua preparazione come infermiera, ma era come se l'avessi conosciuta già da tanto tempo nonostante non l'avessi mai vista prima di quel momento. Mi attaccò all'apparecchio con un atteggiamento rassicurante infondendomi come per magia un barlume di serenità e poi mi lasciò in compagnia del monitor di una TV collocata sulla parete di fronte a me, impostata su un canale di musica come di sottofondo. Mentre mi ripetevo che ero lì per guarire guardando la TV, comparve Fiorella Mannoia con una delle sue canzoni capaci di infondere tutto quel coraggio di cui si pensa di non essere in grado di tirar fuori quando se ne avrebbe bisogno.

E con le sue parole nella mia mente, sotto l'effetto dei farmaci, mi addormentai.

Dormii fino a quando l'apparecchio iniziò a suonare. Monica tornò, lo staccò e andai al colloquio con l'oncologo. Sentivo il bisogno di bere. Il sapore esotico e profumato di questa radice aromatica mi fece recuperare le forze. Cercavo di tenerlo in bocca il più a lungo possibile, come se fosse una gomma da masticare. Capii che la prossima volta era utile portarmene a presso un tantino in più.

Il mio lui mi aspettava all'uscita dicendomi che avevo solo un'aria stanca, il primo ciclo era andato piuttosto bene.

Una volta a casa, cercando le canzoni di Fiorella Mannoia su YouTube da impostare come sfondo al mio primo pranzo diverso, fatto di un brodo caldo e leggero con ingredienti esotici e profumati, estranei alle mie abitudini culinarie, rendevano impercettibile l'assenza del sale, mi coccolavano il palato regalando un sottile benessere al mio corpo stanco. Dopo questo pranzo, sulle note delle canzoni di Fiorella in sottofondo, mi addormentai e dormii per molto tempo. Al risveglio andai a fare una passeggiata nel parco sotto casa. Sarò rimasta sveglia per qualche ora, cenai un piatto leggero di ceci decorticati con semi di sesamo e spezie - cumino, cardamomo e coriandolo - della cucina araba, ma senza sale, e poi ancora sonno fino all'indomani. Dormivo spesso e per lungo tempo.

Le volte successive mi facevo accompagnare da Salvo o da una mia carissima amica. Ad un certo momento li sentivo quasi a fare la gara tra di loro. Avrei preferito andarci da sola per non percepire l'effetto di questa strana gara e per non dare alcun impegno a nessuno di loro per accompagnarmi. Temevo tuttavia delle reazioni più pesanti andando avanti con le cure, reazioni che avrebbero potuto compromettere la mia autonomia. Dopo le prime volte sentivo il bisogno più della presenza di mia amica che di mio marito, ma stranamente sentivo anche un assurdo imbarazzo a dirglielo, un imbarazzo che non sapevo spiegarmi. A sentire il mio desiderio di essere accompagnata da mia amica, la reazione di Salvo fu normalissima, ero io a percepire le cose in modo diverso.

Passarono più di due settimane dall'inizio delle cure. Oltre la perenne stanchezza non sentivo niente altro. Cercavo di ascoltare dei discorsi motivazionali seguendo delle dirette sui social media, leggendo dei libri e poi, c'erano le canzoni della mia Fiorella Mannoia che ascoltavo a dirotto.

Nonostante i mille pensieri che mi frullavano nella testa, mi sentivo pronta di giocarmi questa partita e sentivo una forte volontà di vincerla! Ma rispetto ad uno scudetto, il pareggio, nella partita che stavo affrontando, non era consentito! Era una partita tra la vita e la morte. E perché in fondo, proprio come sta scritto sugli shopper della Juventus Store e sulle magliette dei tifosi bianconeri: "la vita è tutta questione di bianco e nero", ovvero – detto in altre parole - o la vivi o la perdi.

Ogni volta che varcavo la soglia dell'oncologia, mi ripetevo che io ero lì per guarire. Con le sostanze nelle vene, mi addormentavo con questa frase in testa:

"io sono qui per guarire." Punto.

***

Le esperienze che mi hanno fatto bene per sciogliere le paure e l'ansia:

°passeggiare dentro il bosco o in un parco con tanti alberi,
°ascoltare musica a 432 Hz su YouTube,
°accarezzare il mio gatto,
°cantare sotto la doccia anche le volte che non avevo voglia di cantare,
°mangiare cibo che cresce vicino alla terra: carote, asparagi, finocchi, radicchio, fragole, ravanelli.

II

Il punto zero dei miei capelli,
il punto zero della mia esistenza

*"I capelli sono di vitale importanza
per i bambini. Piangono vigorosamente
quando vengono loro tagliati per
la prima volta; non importa quanto
crescano di nuovo cespugliosi, lisci o
ricci, si sentono come se venissero
tosati di una parte della loro personalità."*
Charlie Chaplin (dal web)

Sapevo che prima o poi avrei perso i capelli, ma evitavo di pensarci. Dopo i primi dieci giorni del primo ciclo di chemioterapia non notavo alcun cenno di perdere in maniera massiccia i miei cappelli. Passavo più tempo davanti allo specchio a guardarli, a curarli, a salutarli come salutare una parte di me che se ne stava andando per sempre.

Un pomeriggio decisi di andare a scegliere la parrucca, ma non all'ANDOS, bensì in un negozio di parrucche. Volevo una che meglio si adattasse a me di com'ero solita di vedermi, o a una versione di me diversa - per una sarcastica sfida o per un macabro divertimento – una versione di me che non sarei mai diventata, o a una versione di me ancora diversa, di come avrei voluto essere in futuro. Ne provai tante, era divertente a provare tanti nuovi look, era come dietro le quinte di un cinema o di un teatro, ogni taglio di capelli diverso di ogni parrucca diversa creava altrettante emozioni e sensazioni di modi di essere.

39

Pirandello avrebbe detto che potevo essere ... una, nessuna o centomila Cilla...

La commessa ad un certo punto s'impazientì, e mi chiese con un tono piuttosto deciso quale delle tante parrucche volevo scegliere. Le parlai delle mie condizioni e del motivo della mia indecisione. Le dissi che sul momento preferivo tornare il giorno dopo a scegliere una simile al taglio di capelli che stavo per lasciare ma ci dovevo riflettere. Al ché la sua risposta fu:

"Signora mi dispiace, è davvero devastante ciò che deve affrontare!"

"Eh già" le risposi, mentre sentivo gli occhi riempirsi di lacrime, un po' per le sue parole e un po' perché non ero pronta a cambiare la persona che ero. Ma non era colpa sua, alla fine era una commessa, non poteva dire altro. Dai conoscenti, quelle "persone per bene" ne avevo sentite di peggio.

Alla fine scelsi di rivolgermi all'ANDOS, non volevo tentare e rischiare altri posti, sentivo il bisogno di un ambiente amico fatto di persone che ci sono già passate per una simile esperienza e che altrove non potevo incontrare. A mia sorpresa mi fecero provare tante parrucche con dei tagli in tinte personalizzabili e così, insieme, trovammo la parrucca che faceva per me.

Con il mio nuovo e naturale look la malattia mi mise di fronte alla realtà cruda e... calva.

Era una realtà bianca o nera senza alcun tipo di sfumature, era una realtà di luce o di oscurità. Spettava a me di scegliere come viverla. Avrei dovuto piangere per l'alopecia immane, per la condizione in cui mi trovavo? Mi guardavo spesso allo specchio accarezzando il cuoio capelluto fine e delicato, lo sentivo come il capo di un bimbo da amare e da accudire.

Mi venne in mente persino di non mettermi la parrucca, stavo scoprendo molti miei tratti simili a Sinead O'Connor, dal volto tondeggiante e gli occhi azzurri, una delle cantautrici che spesso seguivo da ragazza e qualche volta tuttora. Salvo era titubante sulle mie tendenze stravaganti, ma nemmeno io mi sentivo troppo convinta di rinunciare alla parrucca. Nonostante la mia parrucca mi rendesse quasi identica al mio aspetto di quella che ero, le persone, proprio quelle che ritenevo avere un certo livello di cultura e di buon senso, si erano rivelate essere quelle che mi guardavano con maggiore e fastidiosa curiosità per capire "bene" se la chioma che mi copriva la testa fosse ancora quella "originale" oppure una perfetta parrucca fatta bene. La mia statura minuta rendeva facile a queste persone studiare il materiale che avevo sopra la testa. Erano queste le persone "per bene" quelle più inopportune capaci di far sentire il disagio. In quei momenti provavo tanta rabbia che mi tenevo dentro pensando che fosse inutile importunare le persone a me vicine condividendo loro ciò che sentivo.

Qualche giorno dopo, mentre mi pettinavo, vidi la prima ciocca staccarsi. Diedi la notizia a mio marito e poi, insieme, a nostro figlio dicendogli che le cure stavano facendo questo effetto e che dopo, i miei capelli sarebbero ricresciuti come prima. Faticavo comunque a crederci alle parole che stavo dicendo a mio figlio. All'epoca undicenne, lui reagì con questa domanda: "Mamma, ma allora sarai come gli alieni?" Ne avevamo chiacchierato a lungo e avevamo lasciato libera l'immaginazione di mio figlio sul mio nuovo aspetto da aliena tra ombre di preoccupazioni, tra disegni, risate, battute, film di fantascienza e di cartoni animati. E poi, lasciarmi trasportare nel suo mondo di personaggi e di colori mi fece sentire leggera e mi distoglieva l'attenzione dai pensieri oscuri di quei giorni.

Non mi sentivo pronta - nel cuore e nella mente - a separarmi per sempre dai miei capelli, ma loro, ogni giorno che passava, ciocca per ciocca, se ne stavano andando inesorabilmente. Arrivò il momento di tagliarli, preferii anche questa volta di fare tutto da sola. Salvo mi avrebbe fatto troppe domande, avrebbe espresso troppo stupore e io avevo bisogno di silenzio. L'unico essere animato che mi ha inseguito in bagno, restando lì senza esprimere desiderio di andarsene, era la mia gatta, Mitzi: sentivo le sue fusa mentre "impastava" con le zampine i miei capelli sparsi sul pavimento. Non serviva il rasoio; accarezzando il cuoio capelluto delicato e fine, tutti i fili residui si staccavano con una triste facilità che mio cervello faticava ad elaborare. Davanti allo specchio, incontrai la nuova immagine di una persona mai conosciuta prima, ma da sempre estremamente vicina, l'unica in grado di poter capirmi nell'immediato nonostante la sua più totale fragilità. Era quella versione di me che non ero solita ad ascoltare, che mi stava svelando delle nuove domande, delle nuove riflessioni e la promessa di un nuovo inizio.

Salvo mi aiutò a raccogliere i miei capelli dal pavimento tra le fusa della Mitzi. Era gennaio. Nonostante fossi in casa, sentivo freddo senza capelli, ma non volevo mettermi la parrucca. Preferii il capellino di lana della Juve, la mia squadra per la quale scelsi di tifare da quando avevo quindici anni perché trovavo particolare e insolito il suo nome in latino: Juventus. A quindici anni non immaginavo neanche per sogno di arrivare a continuare parte della mia esistenza nella sua terra.

Con il tepore del capellino della Juve mi sentivo coccolata, mi sentivo come davanti ad una nuova sfida, anche se spesso tra lacrime, stridore di denti e innumerevoli pensieri contrastanti.

Con l'aspetto cambiato durante la chemioterapia, guardandomi nello specchio, tuttavia mi venne in mente uno spunto che avevo colto durante una sessione di crescita personale quando si parlava della storia della ballerina Simona Atzori, dei campioni paralimpici Bebe Vio e Alex Zanardi. Loro non si sono mai arresi e non hanno mai smesso di sostenere e di mantenere la loro normalità quotidiana. Essi divennero per me una fonte d'ispirazione.

E io? A me mancavano solo i capelli e un seno biologico sostituito con uno "bionico" che meno male, grazie all'evoluzione delle scienze mediche e della tecnologia dell'estetica, c'era lo stesso. Scoprivo di sentire solo il timore che i capelli potessero non ricrescere come prima.

Più avanti, mentre continuavo il quarto ciclo, arrivò anche la primavera con i suoi colori allegri che stavano diffondendo i loro profumi nel parco sotto casa, e portò con sé anche il momento di cambiare i chemioterapici.

Qualche filo di capello iniziava a farsi intravedere spuntando timidamente qua e là. Erano i miei capelli e mi meravigliavo a vederli nello specchio. Tuttavia avevo paura di toccarli per timore di non perderli. In occasione di una visita di controllo chiesi a quel medico che tipo di shampoo mi consigliava di usare. Mi disse che andava bene uno delicato per bambini perché il cuoio capelluto, divenuto delicato e sensibile dopo la chemioterapia era delicato come quello dei bambini.

Tuttavia, più passavano le settimane, più mi accorgevo che i capelli mi stavano spuntando a chiazze sullo sfondo della mia disperazione. Ancora una volta, iniziai a cercare e ad informarmi: scoprii, che anche negli shampoo comuni di cui si pensa che siano delicati perché destinati ai bambini, è presente lo stesso ingrediente che c'è in tutti gli altri tipi di shampoo acquistabili nei supermercati. Ma questo ingrediente è del tutto sconsigliato per i pazienti oncologici. Non ci potevo credere! Mi chiedevo come fa un medico a non sapere queste cose?! Certo, molti medici di medicina convenzionale sono bravi a fare il loro mestiere, ma non possono sapere tutto. Magari è una cosa non di loro interesse, forse anche semplicemente perché questi dettagli sugli shampoo non rientrano nel loro percorso di formazione standard, quindi trovano questi dettagli insignificanti, ma per un/a paziente oncologica/o, invece, sono di importanza cruciale. Al massimo, un medico di medicina convenzionale, nel migliore dei casi, potrebbe essere orientato a condurre il paziente ad accettare la propria condizione.

La parola d'ordine era ancora una volta "mai arrendersi!" Ippocrate stesso diceva che *"il medico cura ma la natura guarisce"*. E poi c'è anche il detto "chi cerca, trova". Così, la mattina dopo andai in farmacia per chiedere dei chiarimenti e dei consigli alternativi e mi fu consigliato uno shampoo specifico a base di alghe per capelli tendenti alla caduta rigorosamente senza quell'ingrediente da evitare. Dal naturopata imparai che era utile anche uno shampoo detossinante da utilizzare prima di quello a base di alghe, per rendere più efficace l'effetto di quest'ultimo. Imparai che oltre lo shampoo, era anche una questione di pensieri e di atteggiamenti dedicando il tempo giusto anche di soli pochi minuti a massaggiare con pazienza il cuoio capelluto facendoci caso al profumo dello shampoo mentre lo stendevo sul cuoio capelluto. Imparai anche, che per la ricrescita dei capelli era importante a portare i nutrienti utili attraverso gli alimenti assunti durante la giornata. Al momento di saperlo, l'ansia di prestare attenzione ad ogni tassello che segnava la via verso la normalità si faceva percepire costantemente. Nulla, nessun dettaglio andava trascurato. Erano da recuperare minuziosamente tutti quei gesti di attenzione che negli anni erano mancati.

***

Le esperienze che mi hanno fatto bene per mantenere l'armonia e la serenità:

°massaggiare il cuoio capelluto con degli oli essenziali diluiti in olio di mandorle dolci come consigliato dal naturopata;
°ascoltare musica a 432 Hz su YouTube;
°provare vari tipi di trucco per enfatizzare gli occhi;
°lettura di testi e ascolto di discorsi motivazionali;
°scrivere sul mio diario esprimendo gratitudine per i vari volti che scoprivo di me stessa provando le varie parrucche e i vari trucchi, gratitudine per i ragionamenti puri di mio figlio in cui stavo scoprendo un saggio e innocente maestro di vita, gratitudine per i miei famigliari, per la mia micia e per gli amici veri, gratitudine per le piccole cose quotidiane per nulla date per scontato.

III

La clessidra segna il tempo scaduto

"Se il Coraggio ti è negato
Va oltre il Coraggio."
Emily Dickinson, Poesie

I giorni trascorsi tra un ciclo di terapia in attesa di quello successivo non riuscivo ad interrompere il flusso intenso e reiterato dei pensieri che mi tormentavano la testa. Mi stancavano al punto tale che sentivo il bisogno di liberarmene in qualche modo, in qualunque modo, anche tragicomico, "qualunquemente".

In uno di quei giorni, presi un'agenda vuota degli anni passati però mai utilizzata che aveva su ogni pagina impressa un'immagine di natura a colori. E, ricordandomi le parole dette al telefono in momenti diversi da mia amica e da mio fratello – che tra l'altro non si conoscono tanto da comunicare tra loro - iniziai a scrivere. Rimasi stupita di me stessa perché la mia mano non si fermava, stava scrivendo a dirotto e stavo buttando sulla carta quei pensieri ossessivi che mi maltrattavano il cervello.

Trovarono espressione in vesti di parole tutti quei controlli che avrei dovuto fare e di cui mi chiedevo perché il mio medico di base di allora, per anni, era "allergico" a prescrivermi le impegnative di ecografia richieste dallo specialista. Perché mi diceva che bastavano le mammografie per monitorare la mia condizione di salute? Perché svalutava le ecografie fatte per conto mio? Gli davo la colpa per avermi negato la possibilità di

46

rilevare in tempo gli eventuali segnali di calcificazione che preannunciavano il tumore. Mi ribellavo tutte le volte per lo stesso motivo. Lo volevo cambiare, ma quando mi trovavo nel suo studio rimanevo sempre in silenzio a sentire il suo ragionamento che voleva essere rassicurante, ma per me non lo era affatto. Nonostante abbia espresso il mio sconcerto a mio marito ripetute volte, riflettendo insieme a lui, finivo di fidarmi, ci fidavamo, lui mi tranquillizzava e io mi fidavo perché in un certo qual modo questo medico di base faceva parte dalla nostra cerchia di amici e lo ritenevamo affidabile.

Avevo espresso il mio sconcerto confrontandomi con una mia amica e anche durante il percorso che stavo facendo all'ANDOS. Mentre scrivevo nel mio diario, divenne chiaro nella mia mente che le colpe non avevano alcun senso, capii che ero meritevole io stessa di perdono e di pace. In fondo senza questi "perché" non avrei vissuto la storia di questo cambiamento che indubbiamente avrei preferito evitare, ma che mi insegnò, tuttavia, l'importanza di ascoltarmi e di reagire per tutte le volte che il cervello era sordo alle voci del cuore. Ciò mi portò a maturare dentro di me il coraggio di cambiare il medico di base aldilà delle conseguenze che avrebbero comportato i presunti rapporti di amicizia in stile "bacio di Giuda". Maturò in me la sana convinzione che quando si va dal medico, si va per stare bene anche semplicemente mentre ci si trova nel suo studio, sentendosi accolti e ascoltati, come primo passo verso una qualsiasi cura. Imparai che qualora, invece, si dovesse sentire una minima sensazione di sfiducia o di tensione in presenza di un qualsiasi medico, in quello studio è meglio non tornare più.

Ma nella vita è così, si è sempre a scuola, se non s'impara la lezione a scuola si è bocciati. Quindi bisogna studiare di nuovo la stessa lezione. Facile! Ma nella vita, quando si sbaglia si finisce per terra e se non s'impara dagli errori, la lezione si ripresenta in una versione più spietata fino a quando la s'impara per bene per "essere promossi" diventando abbastanza forti da essere pronti ad affrontare le nuove sfide. Perché c'è sempre la possibilità di scegliere l'atteggiamento di fronte agli eventi che fanno male: il ripiegamento o la rassegnazione per non creare disagio all'esterno evitando, in questa maniera, di pensare al disagio del proprio cuore, oppure scegliere l'insegnamento che deriva da questi eventi che fanno male, per imparare a gestirli con coraggio, cambiarli o evitarli. Perché non importa quante volte si sbaglia, ma quante volte si riesce a ricavare una lezione da quegli errori. Avevo incontrato molto spesso questo ragionamento, ma non mi ero mai soffermata sul suo vero e reale significato tanto da adottarlo anche nelle più banali situazioni quotidiane, perché ragionavo orientata alle esigenze che arrivavano dall'esterno. Ma poi, questo ragionamento era diventato uno dei miei slogan, stava funzionando e scoprivo che dopo ogni caduta, se la volontà ci fa rialzare, si diventa più forti.

Durante i mesi delle cure, con mio figlio avevamo guardato più volte dei film come "Karate Kid – La leggenda continua", tanto che le parole del maestro Han, mi risuonavano nella testa anche dopo il quarto ciclo di chemioterapia:

"La vita ci butta giù, ma noi possiamo scegliere se vogliamo o no rimetterci in piedi."

Mi sentivo fisicamente a terra, ma niente e nessuno poteva togliermi quella minima essenza vitale che tutti abbiamo, e che pulsava da qualche parte anche in fondo al mio cuore e che dovevo ritrovare e darle voce.

Nel mio diario, trovò espressione la percezione del disagio anche nel gruppo di sabato sera che frequentavamo con mio marito da anni, dove si era soliti di cenare insieme una volta al mese. La mia dieta era cambiata, c'era un doppio disagio: quello loro, rispecchiato negli sguardi imbarazzati che nessuno dei presenti riusciva a controllare a sufficienza, nonostante avessero portato alcuni piatti che andavano bene per me e di cui li sono grata, e il mio disagio nonostante avessi portato dei piatti dagli ingredienti multicolori ma insoliti per tutti. Mio marito insisteva di partecipare a questi momenti di cena per il senso di condivisione, per dei vari motivi suoi, anche se avessimo potuto inserirci in questi incontri dopo la cena. Mi trovavo in una fase di cambiamento non per mia scelta, ma per forza. E in genere, le persone se non costrette da vari fattori, è difficile che possano cambiare di loro spontanea volontà. Ero dispiaciuta di essere una di questi fattori e di aver indotto dei cambiamenti all'interno del gruppo di sabato sera. Mi sarei sentita più tranquilla evitando di partecipare alla cena di condivisione. Era un gruppo che si riteneva affiatato, ma io non mi sentivo rientrare nel significato di questa parola in quel contesto.

Nel mio diario, trovò espressione l'entusiasmo del mio essere mamma che mi portava sempre in prima fila a tutte le attività di mio figlio impegnato durante la settimana con due allenamenti di calcio, uno di nuoto e uno di basket. Vivevo con infinita passione questo ruolo come se avessi sentito il bisogno di recuperare quel tempo di lunghissima attesa imposto dal percorso di adozione, in cui lo desideravo tanto, ma non lo potevo abbracciare. Mi portavo a presso persino il mio computer per poter fare il lavoro per i miei clienti anche durante gli allenamenti di mio figlio al fine di rispettare i tempi di scadenza per la consegna. Ne ero fiera e la gratitudine dei miei clienti non mancava facendomi sentire ancora più motivata a garantire la qualità del mio lavoro sfidando i tempi brevi e soprattutto me stessa. Sentivo di più il peso delle partite di calcio di fine settimana, a volte impostate anche in orario pranzo, girando tra i vari oratori milanesi oppure tra quelli da raggiungere percorrendo le pianure lombarde che cingevano Milano del loro verde intenso come quello impresso sullo stemma della Rosa Camuna.

Il pensiero che il tutto era per il bene di mio figlio giustificava ogni mio dubbio. Ma scrivendo sul mio diario, sentivo questi dubbi diventare un malessere progressivamente più intenso. Si vestivano di parole le mie perplessità sugli atteggiamenti delle persone che facevano parte della tifoseria, dei genitori, che sembravano aver perso di vista che sul campo di calcio c'erano tuttavia solo dei ragazzini! Non ero tra le mamme che tifavano ad alta voce in stile stadio, un atteggiamento questo, che destò qualche sospetto tra le mamme nate e cresciute nello stesso oratorio, formando uno storico gruppetto ermetico. Qualche volta ci provai anche a tifare ad alta voce per sciogliere le ambiguità ed eventuali malintesi, per provare a integrarmi nel gruppetto. Ma capii che la cosa non faceva per me. Mi trovavo meglio tra quei genitori con i quali condividevamo in silenzio le vittorie o le sconfitte dei nostri piccoli giocatori. E poi, per mio figlio era più importante l'abbraccio a fine partita, sia vinta che persa.

Già: integrazione per integrarsi. All'epoca non ci avevo mai riflettuto troppo, era una di quelle cose da nascondere sotto il tappeto delle mie sensazioni. Ma scrivendo, divenne ovvio che non bastava saper parlare la lingua di una nazione per riuscire a farne parte nonostante si abbia ottenuto la cittadinanza.

E poi il cuore mi fece buttare sulla carta questa domanda: integrarsi in quale contesto? Ragionandoci, mi accorgevo che al lavoro non avevo mai riscontrato ermetismo. In fondo, tutte le aziende dove avevo lavorato da quando mi ero trasferita in Italia, collaboravano tutte con l'estero. Lavorare in squadra sarebbe stato impossibile senza una flessibilità e apertura indispensabili per cooperare. Ulteriormente, il mio lavoro autonomo a misura di mamma nel settore delle traduzioni e soprattutto quello dell'interpretariato mi fece mantenere in contatto con la multiculturalità e coltivare le vecchie e nuove amicizie oltre i semplici rapporti di lavoro creati tra i colleghi.

E poi altre domande si fecero spazio sulle pagine del mio diario: chi sono le persone per le quali vale la pena investire le proprie risorse per farsi accettare e per integrarsi? Chi merita di fare parte della propria vita? Chi sono le persone che meritano l'impegno di scendere a dei compromessi? E poi, che apertura si può aspettare dalle persone che sono nate, cresciute e sempre vissute nello stesso posto? Anche se in questo caso specifico si trattava di una città cosmopolita come Milano, possono tuttavia esistere delle realtà che non si distinguono da quelle dei luoghi più isolati che manifestano una chiusura rispetto ai *forestieri* a prescindere dalla provenienza o del colore della pelle.

Queste riflessioni mi venivano in mente mentre stavo scrivendo sul mio diario. Prima, in quei tempi, non avrei mai pensato di farmi dei ragionamenti simili; forse sarebbero stati utili - se non indispensabili - per dare una definizione sana, serena e vincente alla propria esistenza e per assumere quell'atteggiamento di umiltà verso sé stessi che porta a capire ciò che si è disposti ad accettare per venire incontro al prossimo e a capire il punto dei limiti oltre i quali non ha senso spingersi.

Nel mio diario, trovarono espressione i ricordi di quando da bambina ero cresciuta in una famiglia cristiana. Ero la brava bambina che non dava fastidio a nessuno, non aveva delle pretese e che sapeva stare in silenzio tutte le volte che era inopportuno parlare. La fede si respirava nella mia famiglia a partire dalla croce fatta sul pane ancora integro in segno di ringraziamento al Signore perché non ce lo facesse mancare mai dalla nostra tavola.

Mio papà era membro del consiglio pastorale della nostra parrocchia. Un giorno tornò a casa dal lavoro dicendo che gli era stato proposto di diventare membro del Partito Comunista Romeno, cosa che non poteva assolutamente rifiutare perché sarebbe stato considerato contrario al regime. E poi, una proposta simile doveva essere considerata come un onore che escludeva apriori qualsiasi rifiuto. Confrontandosi con il parroco, questi gli fece capire che papà doveva "rendere al cesare quel che era di cesare" per la quiete della nostra famiglia e della comunità. Come minoranza etnica, la sopravvivenza dei valori culturali era preservata solo presso le parrocchie della Chiesa cattolica e di alcune Chiese protestanti. E nonostante il regime, all'interno delle comunità cattoliche era coltivato il senso di essere tutti fratelli in Cristo, tutti coloro battezzati nel nome della Santa Trinità.

Nel mio diario trovò espressione questa convinzione che mi accompagnò anche al momento del mio trasferimento in Italia, considerando la parrocchia più vicina alla mia nuova casa come la realtà nella quale avrei potuto inserirmi e più aperta all'integrazione. Con mio marito iniziammo a frequentare dei vari gruppi, tessere e coltivare delle amicizie, renderci utili secondo le esigenze e secondo le nostre possibilità di allora.

Nel mio diario trovò espressione il giorno quando il parroco di allora mi chiese di fare la catechista dei ragazzi in occasione del percorso verso la Prima Comunione di nostro figlio. Inizialmente non volevo accettare questa chiamata. Ebbi un'estate a disposizione per riflettere. Durante i giorni trascorsi in estate presso la mia famiglia di origine, confrontandomi con i miei, essi mi ricordarono che non avrei potuto rifiutare una richiesta simile. Già, mi ricordai il motivo! È che da bambina, i miei genitori mi dicevano sempre che quando il parroco chiedeva a qualcuno di fare un servizio per la comunità, in realtà era Gesù che lo stava chiedendo attraverso lo Spirito Santo. Quindi non potevo rifiutare tale richiesta, per me aveva un peso non qualunque!

Invece mio marito accettò - senza pensarci troppo - a fare il catechista per i genitori insieme ad altri due volontari. Alla fine, a settembre accettai anch'io.

Al primo incontro con i catechisti di quell'anno c'era l'occasione in cui si presentavano i catechisti dei ragazzi del primo anno e si conoscevano gli altri catechisti che svolgevano quest'attività ai ragazzi più grandi. Era anche l'occasione in cui ognuno doveva esprimere la propria motivazione per la quale aveva accettato quest'incarico. Ero emozionata e impaurita perché mi auguravo di non essere la prima a dirlo. Ma lo Spirito Santo era sveglio e per mia fortuna la presentazione iniziò in un ordine in cui mi capitò di essere l'ultima a presentarmi. Era un'enorme grazia! Esattamente una di quelle quando una cosa capita nel momento giusto e nel posto giusto, una di quelle coincidenze che sfuggono a qualsiasi controllo umano. Quindi avevo tutto il tempo utile per poter pensare alle parole che avrei potuto dire in quell'occasione. Nessuno tra i presenti aveva espresso una motivazione simile a quella mia che mi spinse ad accettare di fare la catechista. Quindi mi inventai una motivazione ad hoc, conforme a tutte le altre sentite fino a quando arrivò il mio turno, per non creare l'immagine di me come di una neo-catechista di stampo preconciliare o, ancora peggio, una cattolica integralista. Ero chiamata a fare la catechista con altre tre parrocchiane, una mamma che era già al suo secondo incarico che conoscevo dagli incontri del gruppo dei genitori con bambini, una parrocchiana più o meno coetanea che era alla prima esperienza come me e che conoscevo da quando facevo parte del coro, prima di diventare mamma, e la terza, anche lei mamma di un ragazzo più grande del mio, ma che decise di ritirarsi dopo qualche settimana per motivi familiari.

Dal primo incontro, le motivazioni dei catechisti mi sorpresero, erano molto diverse dalla mia, mi sentivo inadeguata e fuori luogo. Ero preoccupata per la mia impreparazione, ma al primo incontro con il parroco e con le mie colleghe per preparare il primo incontro con i ragazzi, mi fu detto che sarebbe andato tutto bene perché ci sarebbe venuto in aiuto lo Spirito di Dio com'era successo nei tempi biblici agli apostoli di Gesù. L'utilizzo dei due sussidi, quello per ragazzi e quello per i catechisti, mi dava un filo di serenità in più.

Dopo i primi tempi in cui s'iniziavano gli incontri con i ragazzi, facevo l'appello chiamandoli per nome. C'erano circa quarantotto ragazzi iscritti. Le mie colleghe decisero di non fare più l'appello per non perdere tempo, così, al momento della divisione in gruppi, ad ogni ragazzo veniva assegnato un numero e quindi ciascuno era chiamato con quel numero.

"Ma Dio ci chiama per nome, perché chiamare i ragazzi con un numero?" – chiesi all'inizio del percorso in uno dei primi incontri con i ragazzi. Tuttavia la mia domanda restò retorica. Questi modi richiamavano alla mia memoria i tempi di quando facevo il militare, quando eravamo divisi in gruppi e chiamati secondo il numero stampato sulla manica della giacca per fare le pulizie negli spazi dello Stato Maggiore. Quei tempi non erano tra quelle cose che amavo ricordare, né tanto meno riviverli. Non riuscivo ad accettare l'idea di chiamare i ragazzi con dei numeri anziché per il loro nome.

Ne parlai con mio marito e con alcune amiche impegnate in un volontariato simile. Almeno avevo la conferma che il mio disappunto non era sbagliato. Con il tempo notavo anche, che le mie proposte di attività per i ragazzi, nonostante fossero quelle già indicate nel sussidio, non erano mai adatte, c'era sempre qualcosa per cui non andavano mai bene. Le volte in cui non intervenivo con delle proposte, invece, mi veniva fatto notare il mio disinteresse o addirittura mi veniva chiesto di fare un'attività non concordata prima mentre eravamo già con i ragazzi alla Messa. Nonostante mi fossi confrontata con degli specialisti, mi rifiutavo di credere che in un ambiente di chiesa potesse esistere questa sorta di discriminazione. Ma come?! Discriminazione nel volontariato in parrocchiaaa?! Ma nooo! "Ciiillaaa, ma cosa ti viene in meenteee?!" – mi dicevo. No, non può esserci alcuna discriminazione. Parrocchia – oratorio - catechismo – fratelli in Cristo - discriminazione: erano un susseguire di nozioni che, mettendole in relazione con il concetto di discriminazione, non mi tornavano, non riuscivo ad accettare di metterle tutte insieme, non riuscivo a comprendere che potessero coesistere associate al concetto di discriminazione. Attribuivo tutto a delle sensazioni irreali. O surreali?! Nonostante i consigli degli specialisti, mi rifiutavo di ritirarmi, volevo portare fino alla fine l'impegno che avevo preso.

Alla notizia della diagnosi, mio marito mi disse letteralmente di "prendere la palla a rimbalzo", che era il momento giusto per ritirarmi. Tuttavia volevo lo stesso continuare perché non rientrava nei miei princìpi il fatto di abbandonare a metà un impegno preso, né di venire a meno di una promessa. Con la giusta dieta ed i giusti ritmi di sonno sentivo che ce l'avrei potuta fare. Non me la sentivo di parlare della nuova notizia sulla mia salute a queste due colleghe. Al primo incontro che succedette alla diagnosi, dopo il momento in chiesa seguiva un pranzo insieme ai genitori e ai ragazzi. Quella volta senza dire nulla a nessuno me ne andai a casa. Sentivo il bisogno di silenzio. Solo dopo essermi allontanata dall'oratorio, avevo telefonato a mio marito per dirgli che stavo andando a casa e che non sentivo alcuna difficoltà fisica di camminare.

Dopo qualche settimana, avvisai il parroco prima e le mie colleghe poi sulla mia condizione presentandola come un episodio non grave e superabile, impegnandomi di crederci anch'io a ciò che stavo dicendo loro. Ovvero delle frottole (cosa di cui me ne sto accorgendo adesso, mentre sto scrivendo).

Mi applicavo a portare avanti il mio impegno nel catechismo. Tuttavia sentivo il clima diventare sempre più insostenibile. Non riuscivo a scorgere la presenza dello Spirito Santo in ciò che stavo facendo. Mi prese un forte senso di frustrazione, mi sentivo abbandonata e presa in giro, mi chiedevo perché Dio mi faceva capitare tutto questo e non mi faceva portare a termine una cosa che facevo per Lui? Ma chi ero io per essere trattata in maniera diversa? Chi ero io per meritarmi un trattamento migliore, se anche Suo Figlio si chiedeva sulla Croce perché lo avesse abbandonato?

Era l'inizio dell'estate e il sesto mese di chemioterapia.

Ero confusa e oppressa da un senso di smarrimento, e sentivo un forte bisogno di placare la confusione nel mio cuore e nella mia testa. Sentivo il bisogno di andare in un ambiente dove si respirava la pace e il bene. Andai in questo luogo dove si è soliti a salutare con queste due parole: "Pace e bene". Il monaco che ascoltò le mie parole mi disse che nessuno meglio del Signore conosceva il segreto in fondo all'anima di ogni persona, nemmeno la persona stessa. Mi disse che le persone molto spesso agiscono ignorando gli effetti negativi delle loro azioni sul loro prossimo e che questo succedeva anche in ambiti come le parrocchie. Mi aiutò a riflettere sul valore di perdonare chi mi aveva fatto del male come Gesù sulla Croce perdonò i suoi malfattori. Per la loro ignoranza. Mi disse che il Signore vede i miei pensieri e il mio impegno, che il perdono comporta anche la guarigione della mia anima perché il Signore mi ama per come sono, di amarmi come Lui mi ama, di amare il mio prossimo così come amo me stessa. Mi disse di ringraziare il Signore per aver guidato i miei passi quel giorno in quel posto di pace e di bene. Sentii l'effetto di queste parole come se avessero spostato un masso enorme nella mia testa facendo entrare un timido filo di luce che svelava la via verso la mia incerta guarigione.

Qualche giorno dopo, andai dal parroco. Non ero in grado di trattenere il pianto; gli dissi i motivi per i quali non sarei più stata disponibile di portare a termine il mio impegno di catechismo. Perplesso, non poteva che accettare.

Una volta rientrata a casa, mi tornò il pianto. Ma ero contenta perché potevo piangere. Tutte le altre volte, nei mesi precedenti, riuscivo a reagire solo con un riso sarcastico mentre parlavo con Salvo alla fine di questi incontri. E reagivo allo stesso modo, con il riso sarcastico, in genere a tutti quegli eventi il cui effetto avrebbe potuto essere sciolto e lavato via dalle lacrime.

Ma quella volta, arrivata a casa dopo il colloquio con il parroco, sentii una sensazione strana della quale mi ero dimenticata di essere ancora in grado di provare: era un'emozione potente accompagnata da un pianto liberatorio e di un'intensa carica. Era questa la prima volta, dopo tanto tempo, che sentivo le mie emozioni abbracciare i dolori del mio corpo.

* * *

Le esperienze che mi hanno fatto bene per ritrovare armonia e serenità nelle relazioni con le persone:
°spostare l'attenzione sugli aspetti positivi delle persone alle quali ci tengo,
°focalizzare sulle persone che mi vogliono bene e che hanno bisogno di me,
°gli abbracci di mio marito, di mio figlio, degli amici,
°gratitudine per ciò che sono, per ciò che ho, per l'abbraccio di chi mi vuole bene, per ogni nuova giornata in cui mi sveglio la mattina, per vedere il mondo a colori,
°scrivere ogni sera tre cose per le quali sono grata nella giornata appena conclusa; per fare questo, avevo scelto un bellissimo diario con delle immagini di natura impresse su ogni pagina,
°ascoltare musica a 432 Hz su YouTube.

IV

Fede e spiritualità

Non ho alcuna intenzione di fare proselitismo, in nessun senso. Con questo capitolo intendo solo a fare luce su un mondo ancestrale che ciascuno porta dentro di sé negli angoli più nascosti della propria anima, laddove nasce la propria identità, quella più profonda di cui spesso non si ha nemmeno conoscenza perché si vive sconnessi, si vive proiettati verso l'esterno. Ma in questo mondo ancestrale che ciascuno porta dentro di sé, sono radicate le proprie convinzioni, la propria (in)sicurezza, forza e vulnerabilità, la propria essenza, la propria fede.

Anche di chi si ritiene essere ateo.

Nonostante non si frequenti una chiesa, una moschea, un tempio di qualsiasi rito o filosofia, nonostante non si osservi alcun tipo di festa religiosa, di credo, alcuna celebrazione di un qualsiasi personaggio di culto, si rimane comunque permeati dalle usanze religiose o filosofiche dominanti nella nazione o nello spazio geografico dove si vive. Basta pensare ad un simbolo come il personaggio di Babbo Natale e alle luci che adornano le città il mese di dicembre nello spazio geografico dove il culto di Babbo Natale è diffuso. Mi chiedo come reagirebbe un ateo che vive in questo spazio geografico, se un giorno - così, di punto in bianco - i governanti decidessero di proibire le luci festose che addobbano le vetrine dei negozi e le vie delle città nel mese di dicembre?

Non lo fecero nemmeno i dittatori comunisti – Ceauşescu in primis di cui ho esperienza diretta – perché comunque, per qualche strana ragione, aldilà di ogni ideologia marxista-leninista, Moş Gerilă ovvero Babbo Gelo in Romania, Télapó ovvero Babbo Inverno in Ungheria, come Дед Мороз (da leggere Ded Moros) ovvero Nonno Gelo nell'allora Unione Sovietica, portavano lo stesso i regali ai bambini tra il mese di dicembre e il mese di gennaio, a seconda della nazione. Chissà come mai??!! In paesi governati da dittatori! Tutti atei accaniti, però, corazzati da una forte ideologia atea e materialista ben confinata e difesa sul continente europeo da una cortina di ferro!

Ma l'usanza legata alla figura del... Babbo-Nonno Gelo-Inverno, come una strana ventata va persino oltre le umane cortine di ferro, e avvolge in un non si sa quale modo questi atei, li rende degli atei imperfetti, perché li sfiora e li contagia irresistibilmente in un modo tale, che loro stessi si rivelano incapaci di controllare. E sulla linea del tempo dell'umanità, persino nelle date riportate negli studi scientifici, questa corrente segna il suo anno zero, tra un a.C. e un d.C. Nonostante tutto, nonostante tutti. Persino richiesto dalle Nazioni Unite, così..., giusto per rendere uniforme il conteggio del tempo a livello globale! Ahimè sto pensando troppo...

La mia esperienza ha come sfondo la fede in Cristo, nella quale sono stata battezzata ed educata, dalla quale mi ero allontanata e poi ritornata. Allora realizzai che la mia fede era ed è il mio campo base. Sento questa fede come cardine della mia verità.

"Gesù è venuto per la salvezza di tutti coloro che credono in Lui perché ama tutti incondizionatamente; Gesù è il Verbo di Dio fatto carne per salvare l'intera umanità, venuto al mondo con un nome, cognome e codice fiscale: Via, Verità e Vita."

Suonava più o meno così la frase sulla quale mi si fermò lo sguardo mentre facevo scorrere verso il basso un testo sullo schermo del mio smartphone durante uno spostamento sui mezzi andando a lavorare. Sentivo questo Gesù vero, autentico ed originale. Lo percepivo libero dalle interpretazioni manipolatorie, minacciose, libero dai raggiri di parole, dai valori calpestati.

Mi venne in mente il ricordo lontano di un periodo buio al lavoro. Quella volta, mentre mi stavo preparando di andare ad un colloquio, stavo ascoltando la radio solo per non sentire il silenzio in casa, e di colpo, la mia attenzione fu attratta da una frase che esortava di avere il coraggio di spalancare le porte a Cristo. In quei momenti non avevo capito il contesto né chi fosse a pronunciarla, non seguivo il discorso. Soltanto queste parole mi urtarono l'udito e mi lasciai andare sulla scia del loro significato. Vi andai fiduciosa a quel colloquio, carica di positività e di determinazione perché sentivo quelle porte spalancarsi nella mia mente e nel mio cuore. Era tanti anni fa, quando ancora non immaginavo che avessi avuto mai a che fare con il cancro.

Ma sentivo queste porte chiudersi proprio nel momento in cui mi ostinavo di pensare a fare un bene tutte le volte che, invece di ascoltare la voce dentro il mio cuore, ascoltavo solo le voci esterne. Era paradossale, contraddittorio, assurdo, ma ciò nonostante era vero.

Qualche giorno dopo la diagnosi, preferii non disdire l'impegno che avevo preso con un cliente. Ero in ansia, ma volevo lo stesso lavorare per non pensare a ciò che avrei dovuto affrontare in quel futuro prossimo. Tuttavia, dopo aver finito il mio lavoro, una sorta di panico, più che una paura, si stava impossessando del mio essere, e provai la sensazione di una profonda, oscura solitudine. Sentivo il forte bisogno di andare a parlare con qualcuno. Come un lampo, il ricordo della carta d'identità di Gesù con il suo "codice fiscale: Vita" mi fece dirigere lo sguardo verso una chiesa, e vi entrai. Erano i giorni precedenti alla Solennità di Tutti i Santi e un prete era presente per le confessioni. Dopo avergli parlato delle mie condizioni, mi ero abbandonata all'ascolto delle sue parole, mi diceva che la malattia diventa cammino di conversione e il perdono di Dio dà inizio alla guarigione. Il perdono di Dio – mi disse - è da intendere come perdono in assoluto che rinchiude il perdonare chi mi aveva fatto del male e anche il perdonare me stessa per le volte che avevo mancato all'ascolto dello Spirito Santo che parla dal cuore. Parole forti queste, che non ricordo di averle mai sentite né lette in passato. Capii che era uno di quei lavori ardui che dovevo fare su di me. Sentivo sul momento di non saper come fare, non avevo le risorse per rifletterci sopra e le conservai in un angolo della mia memoria. Perché nella malattia facevo fatica anche di pregare e di riflettere su come accettarmi, su come migliorare e volermi bene per quel che ero. Pensavo di non essere mai abbastanza, di non meritarmi la guarigione, e facevo ancora più fatica a pregare per gli altri, per coloro che mi stavano intorno.

Quando si vive un'esperienza devastante, come anche quella di una malattia come il cancro, quando sentiamo che la Vita ci sbatte la porta in faccia, la domanda che sorge spontaneamente e in maniera incontrollata è: "perché è capitato proprio a me?"

Spesso ce la si prende con Dio, o con la Vita, o con il Destino, o con l'Universo, o con sé stessi o... con tutti messi insieme. E il tutto acquisisce il sentore amaro del tradimento.

Ero nella sala di attesa del giorno in cui dovevo iniziare la chemioterapia. Nonostante le rassicurazioni e di tutti i pensieri positivi che cercavo di coltivare nonostante tutto fino a quel momento, mi prese un'angoscia che, per quanto sentivo forte, consideravo inutile di parlarne con mio marito che stava seduto accanto a me; pensavo che tanto, lui non ne avesse comunque capito nulla.

Percepivo la chemioterapia che mi aspettava come il calice di cui non volevo bere.

Il silenzio in fondo alla mia anima era schiacciante, come quando la pressione esterna fosse talmente forte da schiacciare i timpani nelle orecchie e la gabbia toracica, tutto nello stesso momento. Era questo che sentivo. E un Dio che percepivo crudelmente assente.

Ma non era la mia volontà che doveva essere fatta, bensì la Sua. Lasciava che la malattia mi porgesse quel calice di chemioterapici, con tutto scritto nero su bianco, come percorso obbligato.

Dovevo morire.

Per me, con il cancro si muore, anche se non fisicamente, a condizione che si accetti la sfida fino in fondo, toccandolo. Accettare la sfida fino a toccare il fondo della propria essenza!

Per me, con il cancro si muore nei pensieri nutriti fino a quel momento, si muore nelle abitudini, si muore nelle relazioni, si muore negli atteggiamenti. E anche nel lavoro.

Il cancro azzera tutto. Mette punto a tutto ciò che c'era prima. Costringe all'annientamento. Mette un punto implacabile a tutte quelle cose.

Sentii di colpo la voce di un'infermiera chiamare il mio cognome: "Konti con la kappa".

Mi alzai dalla sedia come di scatto. E quello scatto sul commando della voce di quell'infermiera interruppe anche il flusso di questi ragionamenti.

Mi fu detto di assumere i farmaci in preparazione alla somministrazione dei chemioterapici e di aspettare quell'oretta che serviva per la loro assimilazione. Una volta assunti questi farmaci, fui accompagnata nella stanza dove avrei fatto quel ciclo. Nonostante avessi portato un libro da leggere, appena seduta, presi dalla borsa lo stesso il mio smartphone. Sentivo il bisogno di vedere delle immagini con dei testi che riportassero dei messaggi rasserenanti. Mentre scrollavo lo schermo del telefono, il mio sguardo si fermò su un'immagine di Pinterest con su scritto questa frase:

"Voi che cercate Dio, fatevi coraggio!"

Uno stupore che sentivo facesse alleggerire la mia testa e riportasse la tranquillità nel mio cuore accompagnava una goccia che sentivo emergere dagli occhi e che cercai subito di asciugare perché sentivo dei passi dirigersi verso la stanza nella quale mi trovavo. Erano i passi di Paola che mi parlava della parrucca. Lei mi parlava e io continuavo a ripetere nella mente le parole dell'immaginetta sullo sfondo di una sensazione contraddittoria tra un non meritarmi questo piccolo dono ed una profonda gratitudine. Ciò mi fece sentire pronta ad affrontare quel ciclo al quale diede inizio il sorriso di Monica, un'infermiera che aveva dentro di sé un non so che cosa che metteva la gente a proprio agio, così come dal nulla e all'istante. La percepivo come una conferma dell'esistenza degli angeli che Dio manda in soccorso dei disperati come me che lo cercano nella loro finitezza umana.

Col tempo capii che il cancro era un'esperienza come di conversione. Con il cancro si muore in identità, si muore nel modo di pensare, nelle abitudini, nelle relazioni; muoiono le aspirazioni ad essere perfetti e di fare tutto alla perfezione, muore l'ostinazione di essere accettati da tutti e nasce il coraggio di non piacere, ammettendo la sana verità di non poter piacere a tutti. Nasce il coraggio di essere sé stessi, veri ed autentici. Nasce il diritto di amarsi e di essere amati per la propria autenticità, per ciò che si è davvero. Perché Dio è Amore, ama tutte le sue creature per quelle che sono, per come sono. E nulla e nessuno della Sua creazione è da scartare, perché Dio non crea degli scarti. Nemmeno gli ultimi sono degli scarti! Semmai essi esistono per essere di scandalo a coloro che si ritengono essere "persone per bene" e "normali".

Per me il cancro rappresenta il richiamo di mettermi in ascolto e di scoprire con una sana umiltà i miei limiti e il loro significato, rappresenta il richiamo verso il coraggio di dare valore alla persona che ero, che sono e che sarò, e di esprimerlo sempre e in qualsiasi contesto tutte le volte che mi sarebbe chiesto di farlo.

Avevo smesso da tempo di credere che le cose accadessero per puro caso. Una frase arrivata tra le notifiche del mio cellulare diceva:

"Le coincidenze sono il modo di Dio di rendersi anonimo".

Era attribuita ad Albert Einstein. Che sia stato proprio lui a pronunciarla o meno, la sentivo comunque vera.

Dopo aver finito tutti i cicli di chemioterapia, vivevo un periodo di smarrimento, sentivo la mia fede vacillare, avevo paura di non farcela. Stranamente, nonostante il mio aspetto azzerato nella sua realtà nuda e calva, non mi sentivo più protetta senza quelle sostanze e tutti i miei sforzi di tenere alta la motivazione e di agire a favore della vita, sembravano via via svanendo, mi scoprivo effettivamente incapace di controllarli. Ma nessuno di chi mi era vicino non si accorgeva di nulla di ciò che stavo vivendo nel mio silenzio. Quando cercavo di parlarne con mio marito, lui a volte mi rispondeva semplicemente di non pensarci. Parlarne con qualcun'altro sentivo che mi facesse apparire come una persona che cerca compassione. E un paziente oncologico, come anche uno che affronta altre malattie di simile portata – lo ribadisco - non ha bisogno di essere compatito, ma solo capito. Questa cosa molti, tra famigliari, amici, conoscenti, purtroppo non la capivano. Per cui ogni risposta da parte loro come: "immagino", "ti capisco" per me erano privi di senso e sentivo queste risposte solo come di circostanza.

Avrei preferito il silenzio di un abbraccio, di uno sguardo di vera amicizia che sentivo potessero avere un effetto di reale supporto. Qualche tempo dopo, arrivai a sapere che gli abbracci veri e sinceri avevano persino un effetto curativo.

In occasione di una visita, dissi al medico che sentivo dei dolori più forti del solito alle articolazioni e mi consigliò di andare a farmi la fisioterapia. Vi andai ad informarmi il giorno dopo. Mai ci ero stata prima. L'ambiente ambulatoriale della struttura dove avrei dovuto fare la fisioterapia, mi faceva provare una sensazione come se non fossi arrivata ad una fine, come se non avessi concluso un capitolo. Mi sentivo come in una condizione di "punto. A capo."

Addentrandomi nel reparto di fisioterapia vidi i pazienti con le loro varie difficoltà di movimento assistiti dai fisioterapisti e capii che quella soluzione non era per me, perché nonostante i dolori, riuscivo a muovermi tanto che nessuno si rendeva conto del mio malessere. Facevo le camminate, corsa leggera per avere la conferma di me stessa di non aver perso le capacità di movimento di una persona "normale", cercavo di vivere la normalità.

Alla prossima visita, nel reparto di dietologia, la nutrizionista mi aveva reimpostato la dieta e mi consigliò di andare a fare yoga o qi gong, dicendomi che la coordinazione dei movimenti accompagnati dal respiro, le tecniche di respirazione, ripristinano l'equilibrio dell'intero sistema corpo e psiche fino a portare a diminuire le tensioni, l'ansia, le paure, le emozioni negative in genere, vissuti come effetti derivanti delle terapie e della nuova cura farmacologica che avrei dovuto seguire per cinque anni. Nonostante questo suo consiglio, mi sentivo disorientata e per niente disposta a intraprendere la strada verso una novità che trovavo del tutto insolita. Consultandomi con i miei, non percepivo nessuna loro reazione particolare a riguardo, per loro bastava che facessi qualsiasi cosa pur di vedermi stare bene. Insomma, capii di non essere proprio del tutto aperta alle novità come mi ritenevo di essere. Sentivo il bisogno di confrontarmi ancora con qualcuno di neutrale, non un famigliare, non un amico. Ne approfittai in occasione di un esame di ecografia, per uno dei tanti follow-up, e ne parlai con quel medico perché lo sentivo aperto al dialogo. Era uno di quelli che s'incontrano raramente e che mi chiese come stavo mentre mi sistemavo sull'lettino da visita per l'ecografia. E iniziai a parlargli dei miei dolori, dei miei movimenti inciampati dei quali si accorse anche lui, e gli parlai del consiglio ricevuto dalla nutrizionista di fare yoga o qi gong e della mia relativa perplessità. Lui mi rispose di non pensarci due volte e mi consigliò assolutamente di iniziare la ginnastica yoga oppure il qi gong (che è un tipo particolare di arti marziali come il tai chi), perché entrambi – lo yoga e il qi gong - sono complementari alle cure oncologiche ed essenziali per la guarigione, particolarmente raccomandati alle persone con una diagnosi di cancro.

Alla fine scelsi lo yoga, perché la palestra si trovava vicino casa mia.

Con questa cura complementare, mi stavo incamminando su un sentiero che, con il ritmo dei movimenti di stretching abbinati al respiro, a volte in sequenze come una danza, mi portava verso un lungo viaggio alla scoperta dei miei limiti, dei miei movimenti.

Era un centro studi di hatha yoga e pranayama, una palestra per corpo e mente. Iniziai a frequentarla il mese dopo aver finito le terapie con i pochissimi capelli che mi stavano spuntando timidamente, la pelle del viso cosparso dei puntini rossi residui dell'effetto delle terapie. Fui accolta dalla mia insegnante in un ambiente luminoso, circondato di finestre rivestite di tende tinte di una sfumatura di giallo che filtravano la luce del giorno rendendola solare nonostante fuori fosse una giornata nuvolosa. Un lieve profumo d'incenso rendeva quell'ambiente a me familiare sullo sfondo di una musica rilassante. Una sensazione-lampo che sentii quando valicai la soglia di quella palestra sembrava dirmi: "Cilla, il peggio è andato!"

Quindi, essendo una palestra, dovevo mettere a nudo il vero aspetto del mio volto, senza cipria né fondo tinta, senza matite né ombretti, senza rossetti né correttori. Senza maschere.

Era la prima volta quando mettevo a nudo tutta la vulnerabilità del mio nuovo aspetto in pubblico togliendo per forza il cappellino. Abituata com'ero agli sguardi fastidiosi, mi aspettavo di sentirli anche lì, al centro yoga, preparandomi l'animo di rendermi impermeabile agli effetti delle domande di curiosità. Invece al centro, incontrai un mondo al quale non ero mai stata abituata di incontrare fino a quel momento. Scoprivo sorprendentemente di non essere da sola nella mia condizione. C'erano altre persone come me, con esperienze di tumore e di malattie autoimmuni addosso o alle spalle. Era un mondo del tutto nuovo, frequentato da persone diverse rispetto alla moltitudine di quelle che solitamente incontravo. La mia insegnante mi supportava con un'empatia che non ero solita di percepire se non da qualche medico o da qualche infermiera che svolgevano le loro attività non come lavoro, ma per vocazione. Sentivo il peso della mia condizione come condivisa e compresa con quella umanità e naturalezza che trasmettevano il senso di essere accolta per quella che ero in quel momento, nel percorso di azzeramento del mio intero essere.

Ribadisco un'altra volta che non ho assolutamente alcuna intenzione di fare proselitismo. Ciò che sto scrivendo è frutto della mia personale esperienza, dei miei pensieri nati dalle mie letture, dall'ascolto di discorsi motivazionali, delle mie riflessioni sotto l'atroce perplessità che stavo vivendo in quel periodo. Il motivo per cui la espongo è quello di comunicare a chi mi sta leggendo – in particolare ai pazienti oncologici o alle persone a loro vicine – che è del tutto normale sentire e vivere delle esperienze insolite e in apparenza disorientanti - che si tendono a nascondere per imbarazzo o, peggio, per vergogna - sotto l'effetto dei forti cambiamenti indotti dalle cure e vissuti da chi ammette di riconoscerli.

Cercavo di capire le sensazioni che vissi in quel periodo, per capirli, accettarli e darli un significato. Mi venne in mente il cammino di Gesù verso il Golgota, quando cadde per la prima volta sotto la Croce: nessuno dei suoi amici, nessuno degli apostoli erano là presenti, si erano dileguati tutti per la paura, per lo smarrimento, per la delusione. Fu un perfetto sconosciuto, Simone di Cirene totalmente estraneo a Gesù, uno straniero trovatosi lì per caso, sulla strada verso il Golgota, che sull'ordine di un soldato romano, aiutò Gesù a portare la Croce. Simone arrivava dalla Cirenaica – oggi sul territorio della Libia - proprio da quella terra lontana ad una distanza impressionante dalla Palestina.
Per curiosità andai a cercare su Google Maps la distanza che separa la città di Gerusalemme dalla regione della Cirenaica: sono intorno a 1700 chilometri! In macchina ci vogliono circa 23 ore per arrivare da lì a Gerusalemme; ma nei

tempi di Gesù, quanto tempo ci avrà messo Simone di Cirene ad arrivare dalla sua terra in groppa ad un cammello fino a Gerusalemme?!

Eppure quel giorno, lui doveva essere lì, sulla via verso il Golgota, come previsto in un disegno che lui indubbiamente ignorava. Era uno straniero di provenienza, un estraneo di cultura che si trovò a condividere un pezzo della sua vita sulla strada verso il Golgota portando il peso della Croce di Gesù.

Per me lo yoga, fino al momento della malattia era una cosa estranea, con origini da terre lontane. La sua filosofia non faceva parte della mia cultura. Né tanto meno la pratica della ginnastica yoga. Ma arrivò ad entrare nella mia vita come Simone di Cirene entrò a fare parte dei Vangeli: per la via del dolore.

I Vangeli sono pervasi da dinamismo. Nessuno dei personaggi fa le cose stando fermo. Gesù è sempre in movimento, si sposta continuamente percorrendo delle lunghe, lunghissime distanze. Anche la Madonna, proprio mentre è incinta, va a trovare la cugina Elisabetta; spero per lei che abbia percorso quella distanza non a piedi, ma almeno in un carro trainato da un cavallo o da un mulo. Comunque, scelse di andare a fare compagnia a sua cugina invece di starsene a casa a lamentarsi dei dolori dell'attesa. Non so qual era quella città nel Regno di Giuda dove viveva Elisabetta. Ma da Nazaret fino al confine di quel regno, secondo Google Maps, in macchina ci vogliono circa due ore! Lei quanto ci avrà messo con i mezzi che aveva a disposizione in quei tempi?

E poi, scagli la prima pietra chi pensa di saperle tutte contro una persona con tumore o malattie autoimmuni perché ad un certo punto della sua vita decide di praticare il tai chi, qi gong, yoga, pilates o simili, o un qualsiasi sport con passione che lo porta a ritrovare l'equilibrio e la salute, nonostante lo stupore che tale decisione può comportare a chi le sta intorno!

Questo sentivo rappresentasse per me il nuovo ambiente dello yoga, la mia insegnante, le nuove persone. Le sentivo come avere accanto un "Simone di Cirene" di visioni e di atteggiamenti diversi rispetto a quelli che definivano la mia persona e le mie relazioni prima di questa esperienza.

Per la prima volta sentivo di essere me stessa assieme alla mia vulnerabilità in un ambiente di naturalezza. Non mi sentivo studiata per com'ero, mi sentivo leggera dal peso degli sguardi, cosa che nei luoghi che ero solita a frequentare in alcuni momenti del mio tempo libero fino ad allora, non mi era capitato di sentire da quando iniziai il mio nuovo cammino verso la rinascita da zero.

Con la ginnastica yoga, la corsa leggera, le lunghe camminate i limiti dei miei movimenti si spostavano sempre più lontano. Con la lettura e lo studio di crescita personale capii che né a scuola né in famiglia molte cose non s'insegnavano. Scoprivo che la mia fede e i valori in cui credevo, che ritenevo sbagliati e che avevo messo in discussione, anziché svanire, stavano acquisendo un significato ancora più profondo e chiaro, non sentivo più il bisogno di avere delle conferme dall'esterno. E svanì anche la tendenza di giudicare e di sentirmi giudicata, svanirono i sensi di colpa e di inadeguatezza. Imparai che ogni cosa ha il significato che ciascuno le attribuisce. Perché gli atteggiamenti e le parole delle persone, parlano di loro stesse. Perché ciascuno si esprime nei gesti o nelle parole secondo ciò che porta nel proprio animo.

E io scoprivo di non essere ciò che gli altri volevano che io sia. Più mi avvicinavo a me stessa, alla mia essenza, più mi mettevo in ascolto, più sentivo di riconoscere ciò che per me era tossico e disfunzionale. Stavo lasciando alle spalle dei modi di pensare ostili ed imparavo a domare le mie incertezze, le mie paure.

Imparai che chiunque poteva aver incontrato nella propria vita almeno una volta un Simone di Cirene, che fisicamente l'abbia aiutato a portare la propria croce.

Imparai che meritavo la pace ed imparai a perdonare gli altri per la loro ignoranza. Perché è più importante essere felici anziché dimostrare di avere ragione. La verità la vedevo sempre più chiara dentro di me. Imparai che per poter amare il mio prossimo dovevo imparare ad amare me stessa senza aspettarmi che le persone cambino. E non sentivo il bisogno di avere le loro approvazioni né di fare le cose alla "perfezione".

Durante una meditazione al centro yoga e a mio stupore, riuscii a tornare nel mio passato. Emerse un ricordo di quando ero in ospedale da bambina per il secondo, non confermato linfoma, quando un giorno fecero ricoverare vicino al mio letto una ragazza che frequentava una scuola d'arte. Parlava poco e disegnava molto. Tra i tanti disegni che faceva, un giorno le venne in mente di fare il mio ritratto. Mi disegnò con due occhioni grandi, azzurri e capelli corti, castani come gli avevo all'epoca. Ma in realtà gli occhi ce li ho un po' a mandorla, da est-europea che sono. Comunque mi piaceva il disegno che aveva fatto di me la ragazza del letto accanto al mio.

Durante questa meditazione, avevo raggiunto per la prima volta un livello in cui sentivo come se avessi incontrato me stessa, vedendomi il volto da bambina come dipinto in quel ritratto, mentre da donna che sono, stavo abbracciando questa bambina che ero a sette anni in quel letto di ospedale.

Sentivo le lacrime scendere sul volto, mi sarebbe piaciuto soffermarmi di più in quell'abbraccio, ma la voce silente dell'insegnante fece interrompere quell'incontro particolare che non ero più riuscita a ricreare.

Capii che la guarigione completa, profonda e definitiva arrivava da dentro di me, anche da quell'abbraccio che avrei voluto protrarre. Ma da Qualcuno più grande e più forte di me forse era previsto come sufficiente così.

I miei capelli, appena percettibili, stavano delicatamente spuntando incuranti del mondo esterno. Come se una forza inspiegabile e che sentivo più grande di me, stesse facendo il proprio lavoro maestosamente e – fortunatamente - in maniera del tutto sconnessa dal controllo della mia ragione. Diventavano sempre più visibili i miei capelli, tanto che, dopo qualche mese, era difficile indossare la parrucca fino a quando, poi, divenne del tutto impossibile. Mi coprivano il capo, erano corti e ricci, brizzolati tra bianco e nero, come i colori della mia squadra, ricordandomi che la partita che stavo disputando non era finita, e che bisognava vincerla. Quel codice della Vita, inserito in ogni essere umano, stava portando avanti il suo lavoro in autonomia anche dentro di me.

Osservavo distaccata la reazione delle persone che incontravo con il mio nuovo look "da parigina" come lo definì una mia amica. Molte altre mi evitavano girandosi dall'altra parte; altre si sentivano imbarazzate ad incontrare il mio sguardo, nonostante facessero parte della nostra cerchia di conoscenti più ristretti, una reazione questa che non riuscivano a controllare. Altre ancora si mostravano incuriosite cercando di rivolgermi le loro parole gentili, di circostanza, lontane da un atteggiamento di normalità e di naturalezza.

Ma la differenza, rispetto a prima era che quegli atteggiamenti non mi facevano più male. La mia serenità non era più condizionata dall'esterno, ma dalla fiducia in me stessa, da quell'abbraccio della bambina che ero e della quale mi fu data la grazia di ritrovarla, e dalla fede in Dio, facendomi scoprire che ogni cosa al mondo ha un fronte e un retro, un dritto e un rovescio, un lato scuro e un lato di luce che sono inseparabili, proprio come le facciate di un foglio di carta. In ugual modo, dietro il lato scuro del tumore, si trova il lato di luce dell'Amore: l'amore per me stessa per amare chi mi sta intorno, per amare il mondo in cui mi è stato donato di vivere.

* * *

Le esperienze che mi hanno fatto bene per ritrovare la serenità e l'armonia dei pensieri e delle emozioni:

° *preghiera e ascolto al mattino e la sera sui Salmi e sui Vangeli.*
 Nella preghiera sono io a parlare a Dio, nell'ascolto è Lui che mi parla.
° *guardare l'orizzonte del mare, un paesaggio di montagna, di lago in silenzio, senza focalizzarmi su nulla di particolare;*
° *praticare degli hobby che avevo riscoperto che mi piacevano, alternati, riscoprendo anche quelli del passato (giardinaggio tra le mie piante sul mio balcone, lavoro a maglia, collage, fare dei biscotti o delle brioches impastando a mano secondo una ricetta di mia madre che lei mi diede al momento del mio trasferimento in Italia, ma che io non avevo mai fatto fino a dopo le terapie!)*
° *ascoltare musica a 432 Hz su YouTube.*

V

La realtà non è quella che sembra essere

"C'è chi si fissa a vedere solo il buio.
Io preferisco contemplare le stelle.
Ciascuno ha il proprio modo
di contemplare la notte."
Victor Hugo, Poesie

A scuola non ero mai stata brava nelle scienze esatte, ma in fisica mi appassionavano molto le storie dei tanti inventori di tutti i tempi, Premi Nobel e non, e le loro invenzioni e scoperte, nonostante i miei calcoli delle tante formule mi avessero portata spesso ad un risultato diverso da quello che si aspettava da me l'insegnante e che mi avrebbe fatto ottenere un voto alto durante le interrogazioni alla lavagna o durante le verifiche.

Tuttavia, una delle teorie che mi era rimasta impressa nella memoria tanto da scoprirne l'applicazione nel modo di affrontare il quotidiano, era la teoria quantistica dei campi, secondo la quale:

"Il termine dell'energia del vuoto è sinonimo di
energia di punto zero dalla
quale derivano tanti effetti".

Quell'energia del vuoto che sentivo rappresentasse per me il tumore e che stava risucchiando il mio presente, era un mio punto zero che aveva l'effetto di un nuovo inizio.

Ma il sentire le domande dei miei famigliari e amici, il loro stupore, le loro preoccupazioni nel periodo delle cure e rispetto alla mia ripresa dopo le cure, tutto questo avrebbe demolito la mia vaga convinzione di poter ripartire da zero. Facevo fatica a chiedere il loro aiuto in qualsiasi cosa per non recare loro alcun disturbo e per non farli preoccupare. Da un lato, mi aspettavo che capissero i miei bisogni al volo, ma ovviamente ciò non accadeva perché a canto loro, i miei non volevano diventare insistenti e quindi, non volevano infastidirmi. Si era creata una comunicazione di superficie, basata solo sulle banalità quotidiane. Da un altro lato invece, sentivo e capii che dire le cose belle ad alta voce, quelle più profonde riguardo sé stessi e indispensabili per accumulare le proprie energie, sarebbe come farle svanire con il rischio di non recuperarle più. Sentivo di aver bisogno di ogni briciola di pensiero che si potesse aggiungere anche di un solo millimetro a sostenere il mio impegno verso un nuovo inizio partendo da zero.

Molti si disperano al momento del ricovero in un ospedale. Ma come ogni medaglia ha il suo rovescio, scoprii che il tempo si era rallentato, non dovevo correre da nessuna parte, non dovevo tenere gli occhi puntati sull'orologio. Ero lì per guarire. Senza pc. Il tempo è tornato ad avere pazienza con me e sentivo l'inspiegabile leggerezza di una profonda gratitudine.

Al risveglio dopo l'anestesia la prima persona che vidi, a mia sorpresa, fu un'infermiera di colore che assomigliava alla mamma di una compagna di origine senegalese della classe di mio figlio, che si rivolgeva a me sempre con sorriso e, per pura coincidenza faceva anche lei l'infermiera, ma in un altro ospedale. Per un istante mi sembrava che fosse lei. Stordita dall'effetto dell'anestesia glielo chiesi pure. Poi mi disse che aveva un nome diverso ma, nonostante questo, il sorriso ce l'aveva uguale con una dentatura bianchissima e perfetta, degna di ogni invidia. Con questo sorriso mi accompagnò fuori dalla sala operatoria dove vidi i tre uomini più importanti della mia vita ad aspettarmi, di tre nazioni diverse ai quali mi univa tre tipi di amore diverso: fraterno per quello definito dalla scienza "bianco caucasico", coniugale per quello mediterraneo e materno per quello orientale. Mai li avevo visti allineati tutti e tre insieme, sentivo irradiare i colori del loro amore dentro di me a serbare la mia uscita dalla sala operatoria. Sentivo quel momento come un momento di festa… a colori!

I miei uomini venivano a trovarmi ogni giorno. Mi fecero visita anche alcune amiche.

Ebbi persino la grande fortuna di avere come compagna di stanza una signora amante di cartoni animati. Tra chiacchiere e battute a sostenerci a vicenda, arrivai a guardare *Pocahontas I* e *II* che tanto desideravo guardare già da molto tempo, ma senza mai trovarlo. Quel giorno fu il momento giusto in cui il tempo si fece trovare per guardare i cartoni animati in lieta compagnia!

Può sembrare strano e insolito, ma vivevo quei giorni letteralmente come del tempo dedicato a me, alla mia guarigione.

Di conseguenza capii che in ospedale non si sta per forza male se si cerca di osservare le più minuscole cose che per una sottile sensazione fanno sentirsi bene.

Le corse contro il tempo con le consegne dei lavori, la fretta in ogni fine settimana per arrivare in tempo alle gare sportive anche appena dopo pranzo, alle attività pomeridiane infrasettimanali, agli impegni di volontariato, i vari incontri di fine settimana frequentati per coltivare il senso di appartenenza… immersa in quei ricordi mi rendevo conto che in quei tempi non tanto remoti, in realtà, non sentivo il bisogno di fare le cose diversamente. Sentivo di essere felice così. In quei tempi, non mi ero mai chiesta se c'era qualcosa che avessi desiderato di fare solo per me. Vivevo con entusiasmo quel periodo, era del tutto nuovo per me. Nella mia terra di origine, non c'erano delle attività sportive come quelle della CSI. E le attività sportive organizzate presso le scuole o presso delle strutture comunali in Romania, non erano vissute con quell'entusiasmo e con quella dedizione come lo sono qui in Italia. Per cui, far partecipare mio figlio a calcio, nuoto e basket lo vivevo un po' come un'occasione di recuperare e vivere le esperienze alle quali non avevo partecipato quando avevo la sua età.

Mentre ero sul letto di quel ospedale, tutto ciò che sembrava così normale, era finito.

In quei giorni in ospedale, mi addormentavo facendo scorrere nella mia memoria il fiume di quei ricordi popolati da tanti volti e da tante voci.

"Bicchiere mezzo pieno o mezzo vuoto?" Cercavo di vederlo mezzo pieno e di cogliere la sensazione di sonnolenza come leggerezza e di apprezzare il silenzio. Intorno a me, infermieri, medici, chi dal sorriso gentile, chi dallo sguardo amichevole, chi con qualche ombra di pensiero sul volto portandosi dietro le storie del loro quotidiano, erano lì per vocazione, per passione, per semplice lavoro, per curare al meglio chi, come me, si trovava lì nella sua fragilità tra speranze di guarire o semplicemente per stare meglio di prima. Le loro cure e attenzioni mi davano quella sicurezza di non dover pensare a niente, per una volta non dovevo preoccuparmi di nulla, c'erano loro là a fare tutto per me. Facevano solo il loro lavoro. Ma io li sono infinitamente grata per le cure e le attenzioni che mi hanno rivolto.

Una mattina di quella settimana, mi arrivò sul cellulare la notifica di un sito filosofico al quale ero iscritta e che mandava ogni giorno una frase per l'inizio della giornata; quella mattina, la campanella del telefono mi fece trovare questa:

"Non tutte le tempeste arrivano per distruggere la tua vita. Alcune arrivano per pulire il tuo cammino."

Rileggevo più volte questa riflessione, mi faceva sentire tranquilla, la sentivo rassicurante, trasmetteva serenità. La memorizzai tanto che, le volte che sorgevano dei pensieri oscuri, me la ripetevo per non perdere di vista il fragile cammino di luce che si stava disegnando giorno per giorno nel cuore, nella mente e sotto i piedi.

Entro una settimana le mie condizioni mi permisero di essere dimessa e persino di trascorrere le vacanze dai miei genitori in Romania. Me l'aveva detto il chirurgo il giorno del prericovero, ma in quel momento non ci avevo creduto.

Mi sentivo in una condizione rivoluzionaria, di pace, di padrona del mio destino. Per la prima volta, potevo fare le mie scelte senza paura di essere giudicata, senza timore di venire meno alle attese della gente perché si sapeva che avevo il cancro, si sapeva che la chemioterapia sarebbe durata molti mesi. Ero autorizzata a fare quello che volevo, a dire di no, a chiedere aiuto, mi sentivo autorizzata a fare nulla. Ero così. La mia realtà in quel momento era questa. Notavo che le cose per cui mi sbattevo prima, che volevo a tutti i costi tenere sotto mio diretto controllo in famiglia, nel lavoro e nel volontariato, andavano avanti lo stesso e persino stavano evolvendo verso una naturale autonomia e leggerezza. Stavo imparando ad osservare, a contemplare, ad apprezzare lo scorrere del tempo cadenzato dagli stessi impegni del quotidiano esenti di frenesia perché imparavo a distinguere le cose urgenti da quelle importanti e la realtà, ogni giorno, si disegnava sotto un'altra veste.

Dopo il secondo ciclo di chemioterapia, stavo aspettando il mio turno per il colloquio con un medico oncologo. Mentre stavo leggendo nella sala di attesa, sentii mio cognome pronunciato da una giovane dottoressa che non avevo incontrato prima e che mi invitò nel suo studio. Mi chiese com'era andata quel ciclo e mi parlava di tutti i rischi dei cicli successivi che avrei dovuto affrontare da quel momento in poi per i prossimi sei mesi, dicendomi di prenotarmi per un piccolo intervento per l'inserimento sottocutaneo di un dispositivo che tecnicamente si chiama port-a-cath che avrebbe facilitato la somministrazione delle sostanze senza la necessità di cercare la vena, e che sarebbe rimasto inserito sottocute, sul torace anche dopo aver concluso tutte le cure. Le domandai se a quel punto si poteva rimuovere questo dispositivo. La dottoressa mi rispose che questo dispositivo poteva essere rimosso sempre prenotando il secondo piccolo intervento per rimuoverlo, ma che lei lo sconsigliava, perché poteva tornare utile in un'eventualità futura. Sul momento le dissi solo che dovevo valutare il tutto.

Nel contempo, tra me e me pensai:

"Ma come? No! Io sono qui per guarire!"

Non ragionavo in termini di "eventualità future". Questa giovane dottoressa gentilmente evitò di pronunciare il termine "recidiva" e questa sua gentilezza tuttavia mi instillò una sensazione da film thriller che prevedeva la mia persona come possibile personaggio. Richiamai alla memoria le parole dell'altro medico, il chirurgo senologo, che nel primo giorno della diagnosi, fece imprimere nel mio cervello le parole dicendomi che "di cancro si guarisce". Tuttavia, mentre facevo ritorno a casa, sentivo l'ansia salire. L'immagine sul mio futuro che mi esponeva quella dottoressa, non corrispondeva per niente all'immagine del futuro che intravedevo per me. Perché io ero lì per guarire.

In più, avrebbe dovuto esserci anche Salvo quel presunto giorno del "piccolo intervento" per l'inserimento di quel dispositivo sottocutaneo. Ma lui non poteva esserci perché doveva andare in Sicilia per sua madre allora ottantenne che stava male. Nell'immediato, nella presenza di quella dottoressa, non sapevo nemmeno a chi chiedere di accompagnarmi nella sua assenza. O meglio, non me la sentivo di chiedere aiuto a nessuno. Così ebbi pure il contributo di mia suocera per salvarmi la pelle da un nuovo intervento superfluo!

Qualche tempo dopo capii che il motivo per cui in realtà non volevo chiedere a nessuno di venire con me quel giorno, era quello di scongiurare ogni probabilità che quel dispositivo mi venisse inserito sottocute sul torace. In qualche modo, percepivo l'inserimento del dispositivo come se fosse l'inserimento del seme della recidiva nella mia testa.

Al successivo ciclo di chemioterapia dissi semplicemente agli infermieri e ai medici che ero pronta di continuare le cure senza il port-a-cath.

Dopo il ciclo di quel giorno, al momento della visita con l'oncologo, si presentò una dottoressa che avevo già visto prima per i corridoi di quel day hospital dove ero in cura, ma non avevo mai avuto una visita con lei. Aveva indubbiamente alcuni anni di esperienza da oncologa alle spalle. Il suo sguardo comunicava apertura e serenità. Quando la vidi, mi sentii sollevata. Tuttavia, mentre varcavo la soglia del suo studio, pensai alle parole che mi ero proposta di dirle a sostegno del mio motivo di rifiuto di quel dispositivo, immaginandomi la sua reazione. Dopo le prime parole, percepivo il suo tono di voce esprimere vicinanza e una visione aperta che ridimensionava la funzione di questo port-a-cath diventato ormai quasi un tabù. Durante il colloquio in apparenza ordinario, rimasi sorpresa persino del fatto che, senza chiedermi delle informazioni particolari, mi consigliò di usare regolarmente un unguento specifico a base di arnica per mantenere l'elasticità della cute e delle vene di quel braccio con la rassicurazione che le cure sarebbero andate avanti senza rischio. A parole la ringraziai con la cortesia che tali circostanze richiedono, ma l'intero mio essere vibrava e cantava "alleluia" a lei e a Dio.

Nello stordimento delle terapie mi dimenticai di rinnovare l'abbonamento per l'hosting, i miei siti web si erano azzerati insieme all'azzeramento di quella parte della mia persona che non apparteneva più al tempo in cui gli creai e così il mio lavoro scivolò sotto un grosso punto di domanda. Qualche mese dopo, quando me ne accorsi ricomprai i domini, ma non m'impegnai più a caricare anche i contenuti dei miei siti. Sentivo come se quel lavoro non facesse più per me. I miei clienti si erano dimezzati. Mi cercavano solo alcuni dei vecchi clienti, quelli più fedeli e affidabili; gli altri se ne erano andati e con loro anche molti disagi: era un problema che si stava risolvendo da solo!

Oltre agli specialisti in nutrizione, mi rivolsi a dei medici di medicina integrata che mi facevano seguire dei percorsi specifici per rendere più efficaci la chemioterapia e ridurre nel contempo i suoi effetti collaterali.

L'inizio del sesto ciclo di chemioterapia coincideva con l'inizio dell'estate. Il tempo scorreva e con esso mi accorsi che mi mancavano altri due mesi fino alla conclusione di questo capitolo di vita. L'estate portava con sé la voglia di vacanze, di montagna, di mare, di passeggiate, di uscire nelle sue serate fresche.

E portava con sé anche le zanzare.

Piuttosto che usare dei prodotti sulla pelle per tenere lontane le zanzare, preferivo coprirmi o fare in modo di uscire la sera il meno possibile. Tuttavia, le volte che qualche sera ero in compagnia dei miei famigliari e amici, mi accorsi di una strana cosa: mentre le persone che mi stavano vicino si trovavano alle prese con le zanzare nonostante i prodotti usati per tenerle lontano, a me, anche senza spruzzarmi addosso quei prodotti, le zanzare non si avvicinavano affatto! Mi chiedevo come fossero quelle tossine che la mia pelle stava emanando per tenere lontano le zanzare?! Di certo il nostro limitato senso di olfatto umano non percepiva nulla, ma quello delle zanzare, per quanto esse siano dei minuscoli esseri, il loro raffinato olfatto percepiva tutto, tanto da non farle avvicinarsi a me. Un bene questo o un male?! Com'è strana la chemioterapia! Ma che pensieri mi vengono in mente?!

Non c'è alcun dubbio: meglio le punture di zanzare per tutta la vita che la chemioterapia una sola volta nella vita.

Qualche mese prima di finire le terapie, iniziavo a sentire le parestesie, ovvero dei formicolii alle mani e ai piedi che perdurarono a distanza di mesi anche dopo la conclusione della chemioterapia. Spesso sentivo le dita delle mani e i dei piedi perennemente freddi, qualche volta anche tanto fino a non sentirli. A quanti medici avevo chiesto per quanto tempo sarebbe durato questo stato invalidante, nessuno di loro aveva espresso la certezza che le parestesie mi sarebbero passate per sempre. Alle mie domande coglievo le vere risposte dai loro sguardi - senza eccezioni – abbassati e accompagnati da parole il cui senso mi sfuggivano all'udito. Capii che non c'era molto da fare. Non volevo sottopormi ad altre terapie assumendo altri farmaci che comunque non avrebbero risolto il mio problema. Almeno non da subito, non prima di provare delle cure integrate, anche a causa delle medicine che stavo già assumendo. E poi c'era mio figlio, la mia famiglia, i miei viaggi su e giù per gli aerei. Rifiutavo l'idea di restare limitata, con i movimenti impediti a decidere se e quando avrei potuto fare o no una... qualsiasi cosa. Cercando e confrontandomi con chi le aveva vissute e con degli specialisti di medicina integrata, mi rivolsi ad un neurologo specializzato in cure alternative. Mai avevo seguito delle cure simili.

Uscendo di casa, sentivo emergere un miscuglio di timore e di curiosità dal labirinto delle mie emozioni, mentre ero avvolta nella nebbiosità del mio alito che l'aria gelida di quel pomeriggio di gennaio faceva sollevare intorno al mio volto.

"La tua destinazione si trova sulla destra."

Nel grigiore invernale che avvolgeva il vialone milanese, il navigatore del mio cellulare mi fece fermare davanti ad un cancello vetrato che lasciava intravedere la pavimentazione in marmo bianco di un androne dai muri color ocra. All'interno di quell'androne, un tappeto rosso scuro accoglieva chi vi entrava, per poi salire su dei gradini sulla sinistra, facendo un angolo di novanta gradi e passando davanti l'ingresso del locale del portinaio, prima di scomparire nel buio di quella scala. Mi fermai e chiesi al portinaio da che parte potevo accedere al centro di medicina olistica dove si trovava lo studio del neurologo. Poi, dietro il vetro del suo locale illuminato dalla luce fredda di una lampada a neon, il portinaio mi fece segno di proseguire diritto verso il cortile.

Era un uomo dal volto magro il portinaio, dai capelli nerissimi e lisci e dalla carnagione scura, gli occhi impercettibili, solo il suo sorriso fece intravedere i suoi denti di un bianco da invidiare. Era come se con il suo aspetto annunciasse l'ambiente in stile orientale che stava custodendo e verso il quale ero diretta.

Il colore ocra rivestiva anche i muri esterni degli edifici che formavano un cortile interno a forma di un quadrato, decorato di piante in vaso lungo le pareti, e che dovevo attraversare per arrivare alla porta di fronte, quella dell'edificio all'interno del quale si trovava lo studio del neurologo.

Lo stesso colore ocra sulle pareti e la fiamma gialla di una piccola, delicata, ma suggestiva e confortante candela mi accolsero anche nella sala di attesa, conferendole un tono di tranquillità e di serenità tra elementi di corredo arancione volti a far ritrovare, a chi vi si soffermava, il proprio agio, la propria serenità calmando il respiro quasi senza neanche accorgersene. Il primo colloquio e la visita durarono un'ora, quelle successive di cure anche un'ora e mezza. Era la prima volta che mi sentivo ascoltata, che qualcuno s'interessava di me fino ai minimi dettagli della mia storia, a partire dalla data e l'ora di quando ero nata. Poiché in una malattia come il cancro, va curato non solo il corpo fisico, ma anche la mente, l'intero essere umano con la sua sfera di emozioni, di pensieri e di energia di cui l'essere umano è fatto. Mi fu detto che questa energia fluisce all'interno del corpo e può subire delle alterazioni in base a come la persona agisce, reagisce agli eventi del mondo esterno oppure li subisce, il tutto in base alle esperienze vissute e acquisite durante la propria vita.

Già dalla prima occasione mi fu consigliato l'utilizzo del nettalingua la mattina e la sera prima del lavaggio dei denti, indispensabile per rimuovere in profondità le tossine che appesantivano il corpo rallentando la guarigione e prolungando lo stato di malessere generale. Ho saputo che questo accade perché la lingua, come la pelle e le unghie, rappresenta "un canale" attraverso il quale il corpo si libera dei residui tossici e quelli che non li servono dopo aver consumato il cibo. Con la chemioterapia, il corpo accumula molte più tossine che poi elimina anche attraverso la lingua. Con il nettalingua si aiuta il corpo a ripulirsi rimuovendo la pattina creata da queste tossine senza ledere le papille gustative.

A leggere queste frasi qualcuno può anche sorridere, ma con il giusto percorso, si arriva a scoprire quanto sia basilare e indispensabile per una totale guarigione ristabilire la complessa armonia tra gli elementi che compongono l'essere umano e per garantire la totale efficacia delle cure della medicina convenzionale eliminando oppure riducendone gli effetti collaterali.

Dopo le prime sessioni di cura sentivo un netto miglioramento della circolazione alle mani e ai piedi, scomparve la paura del dolore di sentirli ghiacciati e i miei movimenti acquisivano maggiore scioltezza già dalla mattina quando mi alzavo dal letto. Potevo camminare sicura andando nella camera di mio figlio a dargli il bacio sulla fronte per svegliarlo e preparagli la colazione senza il timore di far cadere le cose che tenevo tra le mani.

Magia?! No! Solo cure mediche integrate, risultato della maestosa armonia tra la medicina convenzionale moderna perfezionata da una medicina di tradizione millenaria, capaci insieme a riportare l'essere umano al suo stato di ben-essere.

In parallelo alle cure, stavo seguendo anche la dieta specifica per quella fase delle cure e poi, dopo averle concluse iniziai una cura disintossicante per diversi mesi a base di prodotti specifici con periodi di digiuno secondo dei criteri prestabiliti con l'assistenza della mia nutrizionista.

Di conseguenza, le estati successive, tornai anch'io ad essere appetibile alle zanzare, segno del ritorno alla "normalità", tornai ad essere diversamente "normale".

Per me era una nuova porta che si stava aprendo davanti a un'altra che si era appena chiusa lasciando dietro quel mondo di abitudini ormai obsoleti che costringono a vivere nella propria gabbia le persone, anche alcuni medici, che si ostinano ancora a credere che la nutrizione e la medicina integrata non abbiano alcuna influenza sulla guarigione. La mia esperienza vissuta sulla propria pelle, invece, mi comunicava che il risultato di una dieta personalizzata iniziata prima dell'intervento non solo mi faceva conservare le energie durante le terapie, ma mi dava di più: una pelle sana del viso, il ritorno della bellezza naturale senza più l'uso del fondotinta dopo aver finito i cicli, e dei capelli brillanti! Perché la bellezza viene da dentro e s'irradia fuori.

* * *

Le esperienze che mi hanno fatto bene per disintossicarmi e mantenere l'igiene durante e dopo le terapie:

° *l'utilizzo del nettalingua mattina e sera, seguito dal lavaggio dei denti e dal risciacquo della bocca con acqua e bicarbonato;*
° *il lavaggio del naso ogni sera con soluzione fisiologica;*
° *l'utilizzo del sapone di carbone vegetale durante la doccia;*
° *nutrire la pelle con olio di mandorle dolci;*
° *ascoltare musica a 432 Hz su YouTube.*

VI

Niente più come prima
ovvero
"Talitha Kum!"

"Nella peggiore situazione, fai
la cosa migliore che puoi fare!"
Mio papà

Queste sono le parole del Figlio del Padre Eterno. Le altre sono le parole di mio padre. Se sono in due a dirmi di non restare inerme, mi resta solo di fare quello che mi dicono entrambi: alzarmi, camminare, fare qualcosa, e comunque, smettere di subire, quindi darmi una mossa.

Nei mesi delle terapie il tempo sembrava essersi fermato. Evitavo di sentire e di leggere le notizie, mi mettevano ansia ed io avevo bisogno di quiete anche per diffonderla nella mia famiglia.

Lettura, preghiera, meditazione, ginnastica con la mia insegnante anche online, buona cucina con profumo di spezie e di cibo preparato fresco davano serenità a quelle giornate sullo sfondo del mio "mai più come prima".

Mi sentivo, tuttavia, come la figlia di Giairo, di cui si diceva che era morta. Ma quando Gesù prendendole la mano le disse di alzarsi, lei si alzò e cominciò a camminare. Capii così che non potevo restare immobile a lamentarmi, ma dovevo imparare a ritrovare la fiducia e a rimettermi in cammino sulle mie gambe. Ce le avevo integre, pronte a muoversi per me. Dovevo solo dare loro il commando di fare i passi un po' più svelti.

Poi ci sono le parole di mio padre. Ci ripeteva questa sua frase a me e a mio fratello ogni volta che si presentava una circostanza in apparenza come un vicolo cieco, senza uscita. Col tempo, queste sue parole divennero lo strumento per impegnarci a cercare e a trovare la luce in fondo ai tunnel che la vita ci metteva davanti.

E poi c'è Isaac Newton, ma non per la sua famosa mela che le cadde in testa facendogli scoprire la teoria della gravità. Mi venne in mente per una di quelle cose invisibili che esisteva dai tempi del *Big Bang* che però, fino ad Isaac, nessuno fu capace di accorgersene. Lui invece fu colpito da questo lampo di genio. E, tra le altre scoperte che fece di leggi che governano l'Universo, tra cui anche quelle della Dinamica, ne scoprì pure la terza che poi chiamò, giustamente, il Terzo principio della Dinamica (detto appunto anche terza legge di Newton o principio di azione e reazione) che spiega come le cose accadono nel mondo e che stabilisce che:

"Se un corpo esercita una forza su un secondo corpo, allora il secondo esercita sul primo una forza uguale e contraria."

È una di quelle cose che viene trattata nei libri scolastici rinchiusa in formule e calcoli, spesso senza insistere sulla distinzione tra l'identità delle cause e la diversità degli effetti.

Questa frase la sento incredibilmente vera nella vita di tutti i giorni, sul come reagisco agli eventi che mi coinvolgono nella quotidianità, non solo nei momenti di prova pesante come quello della malattia o quelli di una pandemia, ma anche nella relazione con me stessa e nelle mie relazioni con il mondo esterno. Questa legge di Newton mi insegnò che si può sempre decidere se lasciarsi abbandonare alla disperazione subendone le conseguenze oppure lasciarsi influenzare dall'ispirazione godendone i frutti. In base alla decisione che metto in atto ottengo la reazione come effetto di quella decisione presa e la conseguente azione compiuta. Perché ogni azione ha una conseguenza.

Imparai a ragionare sui momenti in cui mi trovo nella condizione di dover affrontare delle decisioni. Capii che se le decisioni le prendo io e quindi agisco, metto in atto un evento che parte dalla mia volontà. Se invece le decisioni arrivano dall'esterno, posso solo reagire agli eventi o peggio, subirli. Dipende tutto da me. Il non decidere niente è sempre una decisione proprio perché ho scelto – ovvero ho deciso - di non decidere.

Non mi fu per niente facile a mettere in atto questo nuovo atteggiamento. Assumerlo mi portò inevitabilmente ad esporre le mie idee, ad esprimere un eventuale disappunto che non sentivo in linea con i miei valori, a prendere delle decisioni che le persone intorno a me non erano solite ad aspettarsi da parte mia. E questo spesso mi portava ad essere in contrasto con queste persone intorno a me. Ma nel mio cuore ero felice perché sentivo di essere in linea con i miei valori. Stavo riscoprendo me stessa e nel contempo vedevo allontanarsi da me le persone che in passato ritenevo vicine. Imparai anche a riconoscere le relazioni prive di valore e a trovare il coraggio di lasciarle alle spalle. Ed osservavo, come da spettatore, il cambio dei personaggi sul palcoscenico della vita di cui mi scoprii essere anche la regista. Mi rendevo conto di essere autorizzata a lasciare la persona che ero per costruire nel presente la persona del mio futuro: sana di mente e sana nel corpo.

Un pomeriggio ripresi a leggere un libro iniziato qualche giorno prima. Per un qualche motivo infondato mi venne di sdraiarmi sul letto della mia camera per continuare la lettura. La mia mente mi portava a sdraiarmi, ma poi mi dissi tra me e me:

"Ma stai male?"

"No, è solo per stare rilassata."

"Bene, allora spostati e mettiti seduta, starai rilassata lo stesso e così ti godi la lettura mentre appoggi le spalle contro la poltrona."

La ascoltai questa mia vocina, quindi mi sedetti con le spalle appoggiate contro la poltrona, davanti alla portafinestra che dava sul cortile confinante con il parco vicino casa mia. Il paesaggio che s'intravedeva di fronte a me, tinto del verde allegro delle acacie dai fiori bianchi che addobbavano il cortile del condominio in tarda primavera, diffondeva la sua luce sulle pagine del libro che stavo leggendo dando quel conforto agli occhi che da sdraiata non avrei percepito. Certo, questa era una banalità in apparenza priva di un significato essenziale. Ma sono proprio queste banalità che rappresentano i pezzi del puzzle che si aggiungono uno ad uno all'integrità della salute che ha origine nei pensieri nutriti in ogni istante. In quei mesi, stare sdraiata, per me equivaleva all'idea di abbandonarmi alla malattia. Mentre stare seduta mi dava la percezione di sentirmi in forma.

Percepivo il mondo intorno a me in continuo cambiamento, fluido, incerto e mutante. Sentirmi e mantenermi in forma per me non equivaleva a nessuna corrente alla moda, ma era diventata una esigenza, come lo era diventato il rispetto dei miei valori, delle promesse e degli impegni presi con me stessa prima di qualsiasi altra cosa; tutto questo lo percepivo come un modo di avere il controllo sulla successione degli eventi. Iniziavo a rendermi conto che non era sufficiente solo reagire agli eventi esterni, ma serviva proprio agire, e spesso anche agire in anticipo e prevederli in maniera tale da influenzare il loro corso. Tutto questo lo sentivo necessario perché, altrimenti, reagire significava che gli eventi che mi coinvolgevano erano già stati avviati dall'esterno, Invece agire acquisì il significato che un determinato evento poteva iniziare come conseguenza di una mia decisione.

La frase: "Di cancro oggi si guarisce!" che il chirurgo senologo pronunciò il giorno in cui seppi la diagnosi, mi risuonava in testa nonostante la mia prima reazione di sfiducia e di paura di quel giorno. La feci diventare un ritornello che nei momenti critici, di dubbio continuavo a ripetere. Gliene ero e gliene sarò infinitamente grata! Tanto valeva la preparazione di quel medico che sapeva fare la differenza nel suo mestiere, essedo consapevole del peso che le parole potevano avere nel momento in cui una paziente si trovava ad affrontare l'inizio dell'atroce percorso segnato dalla chemioterapia. Le parole hanno il potere di ferire oppure di guarire. Alcuni medici sono proprio ignari di questo dato di fatto oppure manifestano semplicemente indifferenza. Questi ultimi sono quelli che, dopo averli sentiti una volta, è meglio starsene alla larga cambiando il giorno della visita per non incontrarli oppure cambiando la struttura.

Mi rimaneva di capire come e cosa avrei potuto fare per la mia guarigione. Se il cancro era una malattia multifattoriale, come lo disse lui quella volta, ciò vuol dire che se i fattori che l'hanno causata erano molti, tanti, altrettante erano le strade che avrebbero portato alla guarigione, a venirne fuori. Percepivo delle cicatrici profonde e non solo quelle dell'intervento, ma quelle delle esperienze vissute depositate in un angolo profondo del cuore con un semplice "non pensarci più". Una volta intrapresa la via del cambiamento per farle guarire, i risultati di quel cambiamento dovevano essere mantenuti e sostenuti. Tornare a come ero prima, agli schemi e ai modi di pensare del passato, equivaleva a non aver imparato alcuna lezione di ciò che il mio corpo mi aveva comunicato con la malattia.

Il mio aspetto naturale tornava alla sua normalità com'era naturale per le persone intorno a me di percepire la mia normalità. Ma per me l'esperienza del tumore rimase impressa per sempre sulla mia pelle con il colore tenue appena riconoscibile della cicatrice. È così che si presenta tuttora ogni volta davanti allo specchio. È là come per ricordare che la nuova via che partiva da quel nuovo inizio da zero, che non prevede altre alternative, è proprio tracciata là, incisa sulla pelle, per essere fedelmente seguita e rispettata. Ed è là che rimarrà per sempre a ricordarmi "mai più come prima!"

- "Specchio, specchio delle mie brame",
chi è che mi può aiutare di tutto il reame?
E lo specchio rispose:
"- Guarda bene: chi è che vedi davanti a te?"
"- Vedo me stessa." - gli dissi.
"- Bene!" - rispose lo specchio - ,

Sei tu la prima persona che ti può aiutare fisicamente nel concreto e nell'immediato, abbi fede, fatti coraggio e agisci secondo il tuo cuore!"

In apparenza, la paura e la fede non hanno nulla in comune. Eppure, tra le mie letture, scoprii che l'unica cosa che hanno in comune è che né la paura né la fede conoscono il futuro, ma la paura non ci dà niente, invece la fede ci dà la speranza che è meglio di niente. In più, la fede aiuta a vedere i miracoli, perché i miracoli non si fanno vedere senza la fede.

E poi, tra queste letture imparai che la speranza ha due figli: l'indignazione per dire le cose che non mi piacciono, e il coraggio per cambiarle.

Ma cosa avrei potuto fare, dunque, nell'immediato e nel concreto? Come prima cosa fra tutte, scoprii che a me non piace stare ferma.

Per percorrere lunghe distanze, decisi di abbonarmi al bike sharing, ovvero al servizio comunale di condivisione delle bici. Così potevo andare a fare qualche piccola spesa, andare al centro yoga, a fare le visite mediche di follow up o a fare altre commissioni, e tutto questo facendo attività fisica!

Ho saputo da un medico che l'attività fisica era molto importante per ossigenare le cellule. Poiché più la quantità di ossigeno nel corpo è maggiore, più diminuisce l'acidità che favorisce la proliferazione di eventuali cellule "impazzite". Per spostarmi in bici, tutte le volte dovevo però passare un ponte. All'andata era facile passarlo, al ritorno di meno perché, soprattutto all'inizio, ero poco allenata e qualche volta avevo anche altre cose nel cestino della bici. Quindi nei primi tempi, quando la salita si faceva più difficile, scendevo dalla sella. Dopo qualche settimana però decisi di pedalare lo stesso al ritorno anche in salita. Mi veniva difficile farlo e mi inventai questa filastrocca:

Pedala, pedala, dai che ce la fai!
Pedala per la vita, non ti stancare mai!

Col tempo scoprivo che persistere in una cosa qualsiasi che mi faceva stare bene era il nuovo allenamento non solo per riuscire ad attraversare dei ponti andando in bici, ma di più: era un allenamento per creare quelle abitudini in apparenza banali nella vita di tutti i giorni, che mi aiutavano a sostituire le vecchie abitudini, i vecchi schemi di pensiero e modi di fare che minavano la mia salute e benessere. Tuttora, mentre sto scrivendo queste pagine, le nuove abitudini e i nuovi modi di pensare sono un impegno da tenere sempre presente perché la linea di confine tra le condizioni che mi portarono alla malattia e le nuove condizioni di equilibrio è molto sottile.

Nonostante abbia cercato con dedizione di rispettare tutto al meglio, in occasione di uno dei controlli periodici, un esame di ecografia rilevò un'anomalia collocata nella zona dell'addome. A livello fisico, anche questa volta, non percepivo alcun segnale di malessere. La paura era tanta, non riuscivo a controllarla. Il termine "infiltrante" che lessi su quel primo referto il giorno in cui mi fu comunicata la diagnosi, tornò con insistenza ad occupare i miei pensieri e a risuonare nella mia testa. "Infiltrante" riportava alla mia memoria che le cellule tumorali avrebbero potuto comparire anche su altri organi.

"Vedrai che non è niente" – sentivo ripetere chi mi stava vicino.

Ma io restavo sempre in silenzio.

L'esame ecografico andava approfondito, quindi dovetti prenotare la biopsia.

Sentivo tuttavia di avere un atteggiamento diverso rispetto a quella prima volta.

Il giorno prima della biopsia la tensione saliva. Sentivo il bisogno di andare a correre per liberarmi da quella tensione; volevo ricaricarmi nella natura, nel parco avvolto dal profumo dell'erba tagliata fresca che invase la camera quando aprii la portafinestra per affacciarmi sul balcone di quella mattina precedente alla biopsia. Cercavo di sostituire i pensieri di paura che prima mi assillavano la testa con la preghiera, l'ascolto e i pensieri di amore, di accettazione e di gratitudine per ciò che avevo riacquisito fino a quel momento.

Qualche settimana dopo, il referto della biopsia indicava l'esito negativo sulla natura di quella infiammazione che poi si risolse con una breve cura specifica in parallelo ad un piano nutrizionale diverso. Diverso vuol dire che quel piano nutrizionale fu cambiato secondo le nuove necessità dopo quell'ultimo referto.

Seppi che non si rimane uguali a sé stessi nemmeno da un giorno all'altro in condizioni normali di salute. Ogni giorno si cambia. E si cambia ancora di più facendo un percorso di cura. Le terapie rendono il corpo, su tutti i suoi livelli, più sensibile a qualsiasi cambiamento farmacologico e nutrizionale.

L'esperienza del cancro mi ha guidata a prendere atto di questo cambiamento al quale periodicamente mi dovevo adattare mettendomi nell'ascolto delle sensazioni, di ciò che il corpo mi comunicava a livello fisiologico.

E ora sono qui. Respiro. La mia quotidianità va sostenuta e mantenuta dando voce ai miei pensieri rivestendoli di parole, decidendo di muovermi invece di stare ferma, sciogliendo i fastidi delle ossa con il movimento, impegnandomi a vedere il bicchiere mezzo pieno quando sembra mezzo vuoto per vedere la luce dentro il cuore quando fuori c'è buio, per dare sapore a ciò che sembra insipido e profumo non ne ha, dicendo grazie ad ogni respiro, impegnandomi come se tutto dipendesse da me e pregando come se tutto dipendesse da Dio.

* * *

Le esperienze che mi fanno bene nel quotidiano:
° *camminata veloce e corsa, giri in bici;*
° *filastrocca e ritornello che ho inventato*
> *per le volte che i pensieri ostili minacciavano la mia serenità:*
> *"Vaffanculo pensiero oscuro!"*
> *per andare a correre le volte che mi manca lo stimolo di farlo:*
> *"Io ce la posso fare e ce la farò*
> *Io ce la posso fare e la vincerò!"*
> *"Io* merito *di camminare/correre/pedalare mezz'ora /un'ora."*
> *"Io merito di fare sport anche durante la settimana"*
(quest'ultima per sradicare la convinzione dannosa che lo sport è solo un capriccio per cui va fatto solo nei fine settimana! Nulla di più sbagliato! Il tumore mica ha scelto di piombarmi addosso in un weekend! Quindi siccome si è fatto sentire in un giorno feriale, io merito di fare sport non solo sabato e/o domenica, ma anche lunedì, martedì, mercoledì, giovedì e/o venerdì!)
° *ascoltare musica a 432 Hz.*

VII

Un nuovo mondo di profumi e di sapori

"Fa che il cibo sia la tua medicina,
e la medicina sia il tuo cibo."
Ippocrate

Prima del tumore seguivo una dieta prevalentemente vegetariana con uova, latte e formaggi. Mangiavo le carni rosse o bianche solo in occasioni di convivialità per non creare l'immagine di me come di una schizzinosa al resto dei commensali.

Le volte che consumavo la carne non riuscivo a non ricordare la sofferenza del maiale ucciso in un clima di allegria prima delle feste invernali come si usava negli anni della mia infanzia in Romania, il pollo sacrificato da mia nonna che lo faceva cuocere al forno la domenica, il coniglio amichevole che non scappava nemmeno lasciato libero, che amavamo tanto con mio fratello e che, un sabato, venuti a casa dei nonni, cercavamo con inquietudine. Quella volta, mio nonno ci aveva risposto con la sua naturale serenità che nonna, di quel coniglio, aveva preparato un gustosissimo arrosto.

Avevo solo sedici anni. Da quel giorno in poi, avevo deciso a costo di pesanti polemiche, che non avrei mai più consumato la carne. Papà cercava di farmi riflettere su questa mia scelta e sul ruolo degli animali nella vita dell'uomo, sul modo in cui Dio avesse creato l'intero Universo in perfetto ordine facendo regnare l'uomo su tutte le altre creature. Mi diceva che era per questo che ringraziavamo il Signore prima di sederci a tavola. Essendo un appassionato dei libri di Karl May e dei film del Far West, papà ci diceva che persino i Nativi americani, dopo aver ucciso un bisonte, prima di consumarlo, ringraziavano il Grande Spirito per averlo fatto nascere e crescere perché le loro tribù se ne possano nutrire.

Ero una ribelle e comunque lo contestavo perché mi sentivo ferita profondamente nel mio animo: quel coniglio non doveva finire nel forno!

Ma tutta la cucina della mia terra di origine era fatta a base di carne, anche la colazione. Quindi la mia famiglia non sarebbe mai potuta diventare vegetariana. Tuttavia, per venirmi incontro, i miei fecero la promessa di non allevare più dei conigli.

Perciò, il fatto di diventare vegana da un giorno all'altro dopo aver saputo la diagnosi per me non rappresentava un ostacolo. Anzi. Ero contenta perché c'era finalmente un motivo ben valido per il quale potevo rinunciare definitivamente al consumo della carne, del latte e dei latticini. Con l'assistenza del dietologo e della nutrizionista riacquistai l'equilibrio. Tuttavia, tenendo sotto osservazione il mio quadro clinico e gli aspetti specifici della mia persona, mi furono introdotti i piatti a base di alcuni tipi di pesce.

Dopo aver concluso le terapie, iniziai a frequentare il gruppo di psico-oncologia presso la ANDOS. Ulteriormente decisi di seguire dei corsi di crescita personale guidati da figure di professionisti diversi dagli psicologi, perché valorizzano la persona partendo dal suo presente, insegnandole di accettare tutto ciò che non dipende da essa, capire ciò che è superfluo, cambiare ciò che si può, e fare tesoro di ciò che si è nel presente, accompagnandola verso una nuova visione del futuro e

101

rendendola capace, responsabile e autorevole di prendere le giuste decisioni con i giusti modi per la propria vita, nel rispetto degli affetti che la circondano nella vita di tutti i giorni. Con il loro affiancamento imparai ad ascoltarmi, ad ascoltare le mie emozioni più profonde che governano anche le scelte alimentari.

Capii che l'alimentazione aveva un'importanza rilevante e che mi dovevo rivolgere al più presto al dietologo e al nutrizionista. Imparai che il dietologo è un medico che stabilisce una diagnosi, prescrive eventuali esami e dei farmaci e degli esami diagnostici; mentre il nutrizionista è un biologo che si occupa dell'educazione al cibo, elabora delle diete e dei piani nutrizionali secondo l'unicità di ciascun paziente. Quindi mi rivolsi all'apposito reparto dell'ospedale dove ero in cura.

Appresi che molti alimenti, come i salumi, le carni rosse, le merendine e anche quelli che comunemente assumevo per abitudine pensando che fossero innocui solo perché rientravano nella categoria più conosciuta degli alimenti vegetariani, in realtà non erano adatti per i pazienti oncologici. Tra questi si trovano le farine 0 e 00, il latte vaccino e i suoi derivati, il sale se usato oltre le quantità indicate dallo specialista, i dolcificanti di qualsiasi natura, il miele e lo zucchero che crea persino dipendenza. Alle mie domande di curiosità, la nutrizionista mi rispose brevemente che quegli alimenti creavano infiammazione che poteva aggravare la condizione di chi soffre di malattie tumorali e autoimmuni. Mi disse che tuttavia, in base all' unicità di ogni persona, alle sue abitudini alimentari e alla diagnosi rilevata, gli alimenti come lo yogurt al naturale, alcuni tipi di formaggi, le composte di frutta senza zucchero e senza additivi, e il sale possono essere inseriti in una dieta personalizzata con le giuste dosi.

Con l'assistenza degli specialisti della dieta e della nutrizione, riuscii a evitare di sentire dei malori e di assumere altri farmaci per alleviare gli effetti delle terapie.

Trovai un alleato perfetto in una pianta la cui radice è utilizzata come condimento principalmente nei piatti orientali. Ne fui sorpresa perché il suo sapore mi ricordava i giorni trascorsi in Vietnam, il nuoc mam gung, la salsa di pesce saporita di cui è l'ingrediente essenziale, i mille colori delle spezie nei mercati, delle pagode tra le palme, il sole e le calde piogge tropicali di quel periodo monsonico della lontana estate del 2008. Il sentire tra le dita la fresca umidità di questa pianta saporita, il suo colore di quel fresco giallo tenue che prendevo dopo le terapie, con il suo delicato profumo ebbe un vero e proprio effetto antiemetico e confortante. Ascoltando il fruscio delle sue fibre in bocca come di una gomma da masticare, mi dava quella sensazione di freschezza con un aroma leggermente piccante che era sufficiente per risvegliarmi e per conservare i nutrimenti che assumevo con i pasti indispensabili per le mie energie evitando la sensazione di malessere. Il tutto, comprese le terapie, magicamente acquisivano il sentore di vita, perché io ero lì per guarire.

Vecchi sapori abbinati diversamente, arricchiti da nuovi aromi, integrati da una nuova cucina di mondi nuovi segnarono l'inizio di un nuovo modo di essere e di pensare. Era un nuovo cammino tutto da vivere e da assaporare. Era un cammino dei sensi che partiva dal piatto che mi trovavo davanti avvolto nei profumi esotici che raccontavano dell'Oriente con le sue spezie arrivate per le vecchie e le nuove vie della seta a dare conforto al mio palato e ai miei pensieri.

Imparai che il cibo è energia, è il nostro carburante. Rimasi sorpresa davanti al ragionamento di similitudine tra come funziona una macchina e come funziona il corpo umano. Ovvero come funziona una macchina con una benzina di scarsa qualità rispetto a una di ottima qualità: i primi a risentirne gli effetti positivi o negativi saranno i componenti del suo motore, e quindi ciò determina quanto spesso sarà necessario di portarla dal meccanico. Mi colpì ancora di più ciò che può succedere se nel serbatoio di una macchina a benzina ci si mette il gasolio...o viceversa! Un guasto inevitabile!

Se con le macchine le cose stanno in questo modo, sull'essere umano - essendo ancora più sofisticato - il cibo ingerito influisce sul suo intero sistema corpo - mente. L'uomo, con il cibo che assume, influenza il proprio modo di pensare, le proprie emozioni e le proprie azioni.

Imparai dall'osservazione di un esempio banale, di una esperienza tante volte ripetuta in passato senza fare caso delle conseguenze che provavo: dopo un pranzo domenicale fatto di un primo al sugo, seguito da un contorno e una cotoletta, un bicchiere di vino, frutta e dessert, o anche solo frutta o solo dessert, difficilmente riuscivo ad essere svelta, nonostante il caffè assunto a fine pranzo, difficilmente riuscivo a ricavare l'energia sufficiente anche solo per godermi una passeggiata!

Osservando quest'abitudine del passato, imparai a capire che cosa provavo nel momento di scegliere un tipo di alimento più salutare piuttosto che uno meno sano e a quale altro tipo di alimento abbinarlo. A quel punto, mi accorgevo che la decisione da prendere era la mia: potevo scegliere tra quelle cose che si scartano oppure le altre che si sbucciano o si sgusciano. Un corso di cucina amica dell'uomo e dell'ambiente mi insegnò l'importanza dei colori nei piatti offerti dalla natura e il loro abbinamento, mi insegnò che i cibi sani sono quelli che si sbucciano, non quelli che si scartano. Si trattava di un ritorno consapevole che riconduceva ogni essere umano verso l'armonia con la natura e con sé stesso. Perché la naturalezza non si ritrova nei cibi raffinati e incartati destinati al largo consumo che esclude il concetto dei limiti.

E poi c'era quest'altra cosa imminente che però mi sfuggiva sempre: la relazione tra le emozioni che si provano in un dato momento e che influiscono sulla scelta del cibo. Imparai ad osservarla e a riconoscerla. Imparai a farmi delle domande: che cosa ero propensa a fare dopo una polemica, una frustrazione o quando semplicemente le cose non andavano come avrei voluto? Aprivo il frigo o la dispensa. E poi, una volta aperto l'uno o l'altro, mi chiedevo da quale cibo mi sentivo più attirata, quello da scartare o quello da sbucciare? Mi chiedevo se effettivamente era l'ora dello spuntino o della merenda, oppure era una determinata emozione del momento che mi spingeva alla falsa sensazione di fame? Osservando queste emozioni, capii che il mio corpo non sentiva la fame, ma era quella determinata emozione a chiedere del cibo. Ma le emozioni sono passeggere e, con il giusto percorso, imparai a non identificarmi con esse.

Per i momenti di fatica, imparai a tenere in casa del finocchio, della frutta secca, il tè deteinato che mischiavo con il tè earl grey della tradizione inglese originale fatto con olio essenziale di bergamotto, infusi dal sapore rasserenante, come quello alle rose e cannella o ad altre miscele di spezie. Assumere uno o l'altro nei momenti critici, mi davano tuttavia la sensazione di quell'appagamento che cercavo quando tentavo di controllare un'emozione evitando i cibi effettivamente dannosi per la mia salute. All'inizio mi veniva facile per la diversità dei sapori e degli aromi. Poi le ricadute erano frequenti. Ma col tempo mi accorgevo che le volte quando riuscivo a resistere, diventavo più ostinata a riuscirci anche la volta dopo.

E poi conobbi il digiuno sotto una forma diversa rispetto a quello che avevo sperimentato nella mia famiglia per ragioni legate alla religione. Questa volta il digiuno era un "optional". La parola non mi spaventava più di tanto. Ma gli specialisti della nutrizione mi insegnarono che il digiuno era un momento in cui il corpo aveva la possibilità di ripulirsi, di prendere una pausa dal lavoro che investiva nella digestione per eliminare le tossine derivanti da ciò che s'ingeriva durante i pasti. Imparai che eliminare le tossine fa sentirsi più leggeri, facendo funzionare meglio il cervello, ovvero l'eliminazione delle tossine contribuisce a migliorare la concentrazione e l'attenzione, e facendo percepire persino una piacevole sensazione di leggerezza, aiutando semplicemente a sentirsi in forma. Oltre questo, gli scienziati dicono che il digiuno ha un impatto notevole sul controllo della riproduzione delle cellule nel corpo umano, inducendo la morte di quelle cellule che hanno già fatto la loro vita, mandandole in apoptosi, impedendo la loro degenerazione in cellule tumorali.

Il digiuno mi fu introdotto nel periodo successivo alla chemioterapia con la nuova dieta disintossicante per rimuovere le tossine accumulate nel corpo durante le terapie. Il digiuno non è mai obbligatorio e viene chiesto sempre se una persona lo accetti o meno. Lo si può provare per poi decidere se accettarlo oppure no.

Questo era un digiuno programmato secondo dei criteri specifici. Ma il modo in cui fu inserito all'interno del piano nutrizionale secondo la mia unicità, non lo trovai pesante. Anzi.

La leggerezza che sentivo dopo il momento del digiuno era lo stimolo per portarlo avanti facendolo diventare un'abitudine.

Il percorso di disintossicazione sarebbe da fare a periodi regolari, ad ogni cambio di stagione. Secondo gli specialisti, è una cosa che andrebbe fatta da tutte le persone che superano la soglia di quella fatidica età che scandisce il passare del tempo contando i numeri che finiscono in "-anta".

Imparai che il digiuno continuava ad avere un suo ruolo depurativo anche dopo aver concluso il lungo percorso di depurazione successivo alle terapie. Immediatamente dopo quella fase, non rispettavo più il digiuno dietetico. Ma a distanza di qualche mese senza averlo fatto, mi accorsi della differenza tra il periodo quando digiunavo per motivi di cura e quello durante il quale smisi di farlo perché il periodo in cui il digiuno era consigliato con quella cadenza, si era concluso. Nonostante stessi seguendo la mia dieta e rispettando l'attività fisica regolare, iniziavo a sentire la spossatezza che stava diventando sempre più frequente e durava più a lungo. Volevo evitare di andare nuovamente dal medico per una questione così banale. Così presi la decisione, mia spontanea, di riprendere i periodi di digiuno, ma questa volta meno frequenti. Pensai che se avesse dovuto esserci qualcosa di cui mi sarei dovuta preoccupare, fare il digiuno non sarebbe bastato. Avrei notato qualcosa che poteva diventare più grave e che mi avrebbe potuto far chiedere una visita medica. Sorprendentemente notai, che una volta ripreso questo digiuno non previsto, la mia vitalità, le energie si stavano riprendendo ed ero felice di questa scoperta. Scoprii che, questa volta, diversamente da quella precedente, mi bastava farlo regolarmente anche solo saltando la cena.

Capii quindi, che il modo per riportare l'armonia nella vita dopo le terapie, oltre l'attività fisica era quello di rispettarmi anche a partire dagli orari del sonno, dall'alimentazione con frutta a verdura di stagione prevalentemente di provenienza locale, dedicando il giusto tempo alla preparazione dei piatti e degli infusi inserendo tutto questo tra le cose importanti da fare senza le quali quelle urgenti di lavoro o di gestione familiare non potevano essere fatte.

Tutto questo entrò a fare parte della mia routine quotidiana.

E poi, secondo i dettami della nutrizione sana, c'erano anche quei due litri di acqua da consumare. Una bella sfida, soprattutto d'inverno quando la sete fatica a farsi sentire, ma bisogna bere comunque. Nel mio disorientamento di come affrontare la cosa, imparai dalla mia nutrizionista a preparare degli infusi dissetanti con scorza grattugiata di agrumi e di piante aromatiche comuni da lei indicati.

Nonostante questi sforzi per mantenere l'impegno nel rispetto di me stessa, mi sentivo molto sola. Stavo vivendo una "normalità" di cui sentivo che mi costava molto in termini di impegno e di tempo, sentivo la fatica di stare attenta a ogni dettaglio. Mi chiedevo che senso avesse il tutto. Anche una semplice occasione di uscire a fare colazione al bar insieme alla mia amica in un weekend, necessitava di un'attenzione particolare, come anche le pizzate serali. Non mi sentivo "normale" tra la gente normale. La mia "normalità" l'avevo riconquistata con impegno e fatica, ed era fragile, richiedeva attenzione, cura, accettazione, amore e soprattutto e nonostante tutto gratitudine. Ma il senso della solitudine era lì, imminente sullo sfondo di ogni giorno di una vita riacquisita come per dono. Cercavo di sciogliere la mia insicurezza e la mia solitudine, cercavo delle modalità di condividerla con delle persone che vivevano un'esperienza simile alla mia.

Non era facile a trovare dei gruppi simili nemmeno sui portali dei social media.

La dieta dopo una diagnosi di cancro era e continua ad essere un tabù per molti.

Qualcuno delle mie amicizie, spinto dalla curiosità mi faceva delle domande sul perché di questa mia nuova abitudine sull'alimentazione. Ma già dalla mia prima risposta di cui ero molto attenta a mantenermi vaga per non sconcertare troppo il mio interlocutore, questo si apprestava gentilmente con buon senso a cambiare discorso. All'inizio percepivo questa reazione come gentilmente crudele, ma col tempo imparai a considerarla come frutto dell'ignoranza dell'emittente, ed imparai anche a cambiare discorso invece di rispondere alla sua domanda.

Navigando in rete, trovai un progetto interessante, DianaWeb, di cui seppi, collegandomi al relativo sito, che era coordinato dalla Fondazione IRCCS Istituto Nazionale dei Tumori di Milano in collaborazione con l'Università degli Studi di Perugia, la Fondazione Vita e Salute, l'Università degli Studi di Palermo e l'ATS Valpadana.

Lessi che questo progetto era uno studio di ricerca partecipato il cui fine era quello di valutare l'ipotesi che uno stile di vita corretto sia in grado di ridurre il rischio delle recidive oppure di migliorare la prognosi e la qualità di vita di coloro che avessero già avuto una ripresa della malattia.

Lessi che a questo progetto potevano partecipare tutte le donne, senza alcun tipo di esclusione, alle quali era stato diagnosticato il tumore al seno, indipendentemente dall'età e dallo stadio della malattia.

Nel concreto, una volta registrati al progetto, si trattava di compilare delle schede caricate mensilmente sul proprio profilo di cui si riceveva l'avviso via email. Erano delle schede relative al consumo del tipo di alimenti e delle bevande in un giorno, al tempo dedicato ai vari tipi di attività fisica in una settimana considerando anche le attività svolte a casa, nel giardino, e gli spostamenti nell'arco di una settimana anche per andare al lavoro. Oltre questi, una volta all'anno era prevista la valutazione degli esami ematici.

Lo slogan era: "Tutte per te, tu per tutte!" Mi piaceva questo slogan e l'iniziativa di questo progetto. Il fatto di mettere a disposizione della ricerca il mio impegno quotidiano nell'ambito dell'alimentazione, dello sport e della salute in genere al fine di aiutare altre persone nel loro cammino di guarigione, mi faceva sentirmi utile. Non percepivo più i miei sforzi fine a me stessa, non mi sentivo più sola nel mio impegno quotidiano per sostenere la mia "normalità". Iniziai a partecipare anche ai webinar organizzati dal centro di ricerca DianaWeb. Sentivo di fare parte di un gruppo di persone al servizio della ricerca con lo scopo di migliorare la condizione di vita a chi è stato diagnosticato il tumore al seno. Sentire di far parte di questa squadra lo trovavo fantastico! In più, mi rendevo conto che comunicando ogni mese i miei dati mi dava una sensazione di sicurezza, la sensazione di non essere abbandonata a me stessa, ma di essere monitorata. Era la sensazione rassicurante che a qualcuno importasse di me, dell'impegno che ci mettevo per sostenere questa mia nuova normalità nonostante mi facesse sentire tanto diversa dalla gente normale.

E poi, il fatto di poter collaborare regolarmente a questo progetto, oltre a farmi provare una intensa gratitudine, quella di poter dare il mio contributo alla ricerca sul ruolo essenziale della nutrizione e dell'attività fisica nel processo di guarigione dopo una diagnosi di tumore, mi ha aiutata e continua ad aiutarmi molto nel sostenere uno stile di vita sano nonostante i miei periodi di fluttuazione tra alti e bassi. Essermi impegnata in questo progetto mi dà la motivazione di dedicare maggiore attenzione nei momenti più decisivi in cui ho imparato a scegliere e ad apprezzare il benessere a lungo termine derivante dalla costanza di una sana dieta e uno stile di vita sano che contribuiscono a plasmare delle nuove abitudini, dei nuovi atteggiamenti che stanno alla base della guarigione più profonda.

Imparai che godersi il buon cibo si poteva fare anche nel rispetto della propria salute. Scoprii che con il nuovo modo di abbinare gli alimenti tra quelli che avevo sempre assunto e quelli nuovi introdotti ulteriormente, acquisivo più energia e mi sentivo più in forma rispetto al periodo precedente alla diagnosi. Riuscii a fare il confronto con le diete che seguivo in passato inquanto spesso la maggior parte di queste diete poi si rivelarono del tutto inutili. Spesso, dopo averle seguite, avvertivo un senso di delusione con degli effetti controproducenti su tutta la mia persona. Questo perché una volta raggiunto un traguardo faticavo a mantenermi costante nell'impegno di sostenere il risultato raggiunto. E poi non ero consapevole della gestione delle mie emozioni che influivano anche sulle scelte alimentari, e insieme sullo stato generale di sentirmi in forma. Invece, scegliere il tipo di cibo da consumare, quando e come consumarlo per scongiurare la fame nervosa mi fece scoprire il significato di nutrire anche i miei pensieri e di ricavare l'energia senza cibi contenenti degli ingredienti di sintesi e senza l'uso di bevande energizzanti. Imparai che ci si può divertire lo stesso a tavola con leggerezza, con eleganza e con gratitudine abbinando gli alimenti a favore del ben-essere della mente e del corpo. Perché il cibo ha una sua saggezza tutta da scoprire in un percorso nel quale uno specialista nelle scienze della nutrizione saprà indicare nel migliore dei modi a ciascuno secondo la propria singolarità e insegnando ad affrontare anche i momenti di eccezione in occasioni conviviali di festa o nelle occasioni in cui si celebrano i propri traguardi raggiunti.

Spesso l'idea di cambiare le abitudini culinarie crea disagio nella maggior parte delle persone. Questo disagio di cui tanti mi avvertivano, compresi alcuni medici della medicina convenzionale, non lo sentivo.

E così, in modo naturale, con impegno, costanza e tanta pazienza, tra alti e bassi, imparai a creare i miei piatti colorati e saporiti che non disdegna nemmeno mio figlio. Lui imparò a evitare le bibite zuccherate e a scegliere quegli alimenti che non contenevano lo sciroppo di glucosio fruttosio devastante anche per un ragazzo, e imparò a preferire quei prodotti che avevano l'elenco degli ingredienti il più corto possibile.

La mia nuova parola d'ordine era creare, mettendoci passione, sapori e colori per abbinarli con amore.

In natura non manca nulla, c'è tutto, è stato tutto creato per nutrire la vita dalla terra nella maniera più semplice e genuina, con moderazione e discernimento, come lo notarono già gli antichi nel Libro del Siracide, premurosi a trasmettere il valore del rispetto, dell'attenzione, della cura e della gratitudine per la propria salute ai loro contemporanei, e di cui anche oggi si può far tesoro:

"Figlio, per tutta la tua vita esamina te stesso, vedi quello che ti nuoce e non concedertelo. Difatti non tutto conviene a tutti e non tutti approvano ogni cosa. Non essere ingordo per qualsiasi ghiottoneria e non ti gettare sulle vivande, perché l'abuso dei cibi causa malattie e l'ingordigia provoca coliche. Molti sono morti per ingordigia, chi invece si controlla vivrà a lungo." (Sir 37, 27-31)

* * *

Le esperienze che mi fanno bene nel quotidiano:

° *ringraziamento prima di consumare il cibo che nutre la vita;*
° *alimentazione con una dieta varia, colorata e saporita creando dei piatti gustosi;*
° *rispetto per gli orari dei pasti;*
° *ascoltare musica a 432 Hz su YouTube.*

VIII

Animali, oli, fiori, emozioni

"C'è un libro sempre aperto
per tutti gli occhi: la natura."
J. J. Rousseau, Emilio

Fu chiamata Nefertari.

All'associazione Amici dei Mici di Abbiategrasso, era la più piccola gattina bianco-grigia tra i suoi altri tre fratellini, uno giallo (in stile Garfield, ma si chiamava Zeus), uno bianco e l'altro tricolore: nero, bianco, giallo.

Eravamo alla disperata ricerca di un gattino che mio figlio, all'epoca di dodici anni, desiderava tanto perché con la Mitzi non riuscì mai ad instaurare un'amicizia. Questo perché avevamo trovato la Mitzi l'anno prima della nostra partenza per il Vietnam e, quando tornammo con il nostro bambino, lei ne fu profondamente risentita diventando gelosa perché le nostre attenzioni verso di lei naturalmente diminuirono. Mio figlio cercava molto la sua amicizia e ci eravamo a lungo impegnati con delicatezza e tanta pazienza fino ad arrivare a dei rari momenti in cui la Mitzi si faceva accarezzare da lui sotto la nostra attenzione. Ma lui voleva un micio tutto suo a chi badare e da coccolare nonostante in famiglia non sentissimo il bisogno di un secondo gatto. Ma alle insistenze di nostro figlio e per il suo amore ci mettemmo alla ricerca di questo secondo micio. La mamma di un suo amico mi parlò di quest'associazione facendomi vedere la foto di questi quattro micetti in cerca di adozione. Eravamo contenti per aver trovato con passaparola quest'associazione seria ed affidabile. Dalla foto ricevuta su WhatsApp mio figlio scelse il gattino giallo, ma per quando arrivammo ad Abbiategrasso all'associazione Amici dei Mici il fine settimana prossimo, ci fu detto che tutti i tre micetti furono già adottati e l'unica rimasta era la Nefertari, la più piccina tra i suoi fratellini più "colorati".

"Non vi pentirete" - ci disse la responsabile. *

"Nefertari è più particolare dei suoi fratellini, ha un qualcosa di diverso, è per questo che le ho dato il nome di Nefertari" – disse.

"Ma non le posso dare nemmeno un nome che voglio?" chiese mio figlio.

"Certo che il nome si può cambiare, ma non sarebbe giusto" - gli risposi.

"Va bene, allora la chiamerò Nefy" - disse lui.

Così, pian piano, giorno dopo giorno si stava costruendo questa nuova amicizia con cura e attenzione, facendo imparare al nostro piccolo umano la responsabilità di come prendersi cura del suo piccolo micio.

La sfida maggiore era di creare un rapporto di amicizia tra la Mitzi, testimone del mio annientamento e impastatrice dei miei capelli, e la Nefertari che con il suo arrivo segnò la fine delle mie terapie. Così entrambe divennero testimoni del mio nuovo inizio.

L'impegno di creare accettazione e costruire un'armonia tra loro dava un senso diverso alle mie giornate facendomi scoprire il mio stupore, come di una bambina, dimenticato e seppellito dagli anni, mentre guardavo il loro comportamento a volte rincorrendosi, a volte soffiandosi tra versi mai sentiti fino a quel momento e osservando il loro comportamento e il loro carattere unico e personale come quello di noi, umani.

La Nefy affettuosa, è un vero distributore vivente e peloso di coccole a chiunque della famiglia e a chiunque entri nella nostra casa. Chiacchierona, si esprime con dei versi particolari in determinati occasioni che ormai abbiamo imparato a decifrare. Capta gli umori di ciascuno e si posa vicino a chi, secondo lei, ha più bisogno della sua presenza. Forse è a questa sua particolarità che si riferiva la responsabile dell'associazione. Oltre a ciò, Nefy ama smontare l'albero di Natale e intrufolarsi nei posti più impensabili.

La Mitzi, invece, è quella più discreta, più riservata, si nasconde bene al minimo sentire di voci estranee, e non fa mai l'assalto all' l'albero di Natale. Quelle rare volte quando decide di farsi accarezzare, quei momenti sono speciali perché lo fa con una sua felina maestria. Qualche volta esprime il suo disappunto per le carezze a lei inopportune soffiando anche mentre sta in braccio. Tuttavia ama stare insieme a noi quando tutta la famiglia è riunita fingendo come se lei fosse lì per caso. Ma è sempre presente, posandosi tutte le volte dietro le mie spalle, facendo le sue fusa nei miei momenti di lettura, di silenzio e di preghiera, o mentre sto lavorando, presente – appunto - come lo era e come faceva anche nel momento in cui stavo salutando i capelli della fine di un capitolo di vita.

Più tardi scoprii che la medicina prevede ufficialmente ad integrare le cure dei pazienti mediante la compagnia degli animali e tale cura si chiama *pet therapy*.

Sul sito dell'AIRC sono specificate le basi scientifiche della *pet therapy* introdotta anche in oncologia, cito aprendo le virgolette:

"In **ambito oncologico** c'è stato un aumento degli ospedali italiani che sperimentalmente ammettono **gli animali**

come integrazione delle normali cure. Il principale obiettivo è alleviare la sofferenza fisica e psicologica dei pazienti per consentire loro di affrontare al meglio sia il ricovero sia le terapie. La relazione tra il paziente e l'animale mira a restituire al malato autostima, sicurezza, capacità relazionale e in molti casi permette di riacquisire abilità psicologiche e motorie perse a causa della sofferenza."

Con questa consapevolezza ho imparato ad apprezzare in modo diverso la presenza delle nostre micie.

Mitzi o Nefy, a volte anche entrambe mi regalano la loro presenza, le tengo vicine sulle mie spalle, ascolto il battito del loro cuore, il loro respiro avvolto nella morbidezza setosa del loro manto. Respiro insieme a loro, a volte insieme alle loro fusa, anche se solo per qualche minuto, per quei minuti che decidono loro di regalare a me, allora ogni mia ansia si scioglie, i pensieri svaniscono, sento la mia testa libera, mi sento leggera, sento il ritmo intrecciato del loro felino e del mio umano respiro.

E poi c'è la lavanda.

Entrò a far parte della mia esistenza quando mio fratello e sua moglie iniziarono a coltivarla. Quadrati, calcolati, fiscali – come si suol dire - impegnati entrambi in progetti di precisione e di numeri per un bel po' di anni presso le aziende dove ciascuno di loro aveva il proprio lavoro a Timişoara. Un giorno, però, comunicarono in famiglia di aver deciso di dimettersi per dedicarsi alla coltivazione della lavanda. Rimasi perplessa e sorridevo tutte le volte che mi parlavano di questa loro nuova ispirazione. Ero perplessa perché non riuscivo ad associare la loro persona alla lavanda. Ma col passare delle settimane, dei mesi, la loro immaginazione si stava concretizzando, o meglio, stava fiorendo, perché quando uno s'impegna, i risultati arrivano. Mio fratello diede le dimissioni dalla società di telecomunicazioni dove ricopriva il ruolo di direttore tecnico per dedicarsi alla parte telematica dell'impresa di lavanda. Perché con il cambiamento del clima, la lavanda trovò terreno fertile anche in Romania.

All'esordio della loro attività di quegli anni, li guardavo intenerita tra sorrisi e pacche sulle loro spalle tifando per loro e chiedendomi, tuttavia, tra me e me, a chi e a che cosa potesse mai servire questa lavanda che la mia ignoranza riusciva ad associare solo alla Provenza con i suoi campi viola richiusi nelle foto sui canali dei social media.

Dopo i primi anni di raccolta e di spremiture i miei mi regalarono da loro il tanto atteso olio essenziale di lavanda di cui andavano a giusta ragione molto fieri. Ne capii l'effetto rilassante diffondendolo, qualche volta, negli ambienti della mia casa milanese. Qualche volta, però. Perché ero sempre e troppo in fretta tra le consegne sempre urgenti di lavoro, gli impegni sportivi di mio figlio, la gestione della casa, le mie letture, il catechismo. La sera crollavo anche se non sempre riuscivo a dormire, ma senza che mai mi venisse in mente di usare l'olio essenziale di lavanda per prendere sonno. La mia ragione, secondo i suoi precisi schemi, secondo il buon senso orientato verso il prossimo, verso la società, e l'impegno di dare sempre il meglio di me in tutto e per tutti, dettavano il ritmo di quegli anni.

E poi il tumore.

Le mie emozioni contrastanti e contradittorie tra angosce, notti insonni, fastidi e dolori notturni e diurni, la mia mente agitata e in preda al diluvio di pensieri ruppero a pezzi tutti quegli schemi logici della mia ragione e con essi i ritmi frenetici di quegli anni prima della diagnosi, letteralmente spezzandoli, mentre mi stavano riportando con prepotenza al mio punto zero.

Dal quel momento in poi, nonostante la mia caparbietà di portare avanti lo stesso alcuni impegni, cambiarono le priorità e il tempo stava acquisendo un altro valore.

Il tempo si fece trovare, tra le altre cose fino a quel momento sottovalutate, anche per essere dedicato a prendere la boccetta dell'olio essenziale di lavanda, metterlo nel diffusore recuperato dal fondo di un cassetto, in confezione ancora integra a distanza di anni da quando mi fu regalato, ma ancora tutto nuovo. In quel tempo, non ero in grado di scorgere il reale beneficio di quest'olio, ma il semplice fatto di sentire il profumo di lavanda diffondersi nella mia casa mi stimolò l'olfatto facendo cullare la mia attenzione sulla scia di questo profumo fino a sciogliere le tensioni nella mia testa.

Ed ecco, che la mia domanda dell'inizio:

"A chi e a che cosa potesse mai servire la lavanda?"

- trovò cinicamente la sua risposta:

"A me per reggere gli effetti dell'impatto della diagnosi prima e delle terapie poi."

Sul momento era l'unica cosa che sentivo di poter fare nel concreto per me stessa, per non restare inerme e succube alla moltitudine di sensazioni che s'impossessavano di me e che sfuggivano al mio controllo mentre, nonostante tutto, mi sentivo viva. Volevo quindi approfondire e capire meglio l'origine di questo tipo di beneficio della lavanda.

Osservando la mia curiosità e il mio serio interesse, i miei mi parlarono degli oli essenziali e dei loro effetti curativi sulla psiche e sull'intero corpo fisico. È così che venni a conoscenza dell'*aromaterapia* come ramo della fitoterapia che utilizza gli oli essenziali estratti dalle piante per il mantenimento e per il supporto della salute. Chi lo pratica è un *aromaterapeuta* ovvero un naturopata specializzato in aromaterapia che sa consigliare la giusta combinazione degli oli essenziali anche solo da mettere in un diffusore secondo l'ambiente e il contesto dove questi oli vengono utilizzati oppure, nel caso di una terapia individuale, secondo l'unicità di ogni persona. Nell'ambito di una terapia personalizzata, un aromaterapeuta sa creare delle miscele di oli essenziali diluiti secondo delle giuste proporzioni in oli vegetali per dei massaggi oppure spalmabili localmente sulle aree da trattare in base alle caratteristiche e alle esigenze di ogni singola persona.

Scoprii così quanto fosse rilevante l'impiego dell'aromaterapia nel processo delle cure oncologiche per sciogliere lo stress, l'ansia, la depressione e il dolore come conseguenze della multifattorialità del cancro e che, come dal nulla, s'impossessavano di me, mettendomi sempre nella condizione di riconoscerli e scioglierli anche semplicemente con il profumo degli oli essenziali sparsi dal diffusore nella casa al rientro dopo le terapie, le mattine quando senza alcun motivo sentivo un'ansia inspiegabile annebbiare la mia mente e il mio cuore, durante la giornata quando un qualcosa di assurdo mi spingeva all'isolamento anche dai miei stessi famigliari, quando un peso accompagnato dal dolore si faceva gradualmente sentire alla base del collo schiacciandomi le spalle. Paradossalmente non volevo parlarne a nessuno, nemmeno a mio marito. Ai miei famigliari volevo solo far sentire ciò che era bello e gradevole: il profumo degli oli essenziali in casa o sulla mia pelle che riportava il mio respiro al suo ritmo regolare ridandomi in silenzio quella serenità che mi rendeva capace di essere la mamma di cui mio figlio aveva bisogno e di dare un senso al mio nuovo inizio.

Ma poi c'è anche Elisa, la donna dei fiori e delle erbe.

È la donna del pronto soccorso delle mie emozioni.

C'è la sua erboristeria che suggestivamente porta il nome di un fiore di campo dal colore del cielo azzurro. È un angolo di silenzio e di benessere all'ombra degli alti palazzi caratteristici della nuova architettura milanese in una zona governata dalla frenesia dei mezzi e delle persone, sullo sfondo del rumore dei motori e degli odori di carburante bruciato.

Nell'erboristeria di Elisa, invece, un profumo di erbe e di fiori accoglie chi vi entra raccontando di altri mondi. Chiudendo la porta, un confortante silenzio cala al tintinnio di un delicato campanellino. L'atmosfera è come di una strana attesa come se, tra le varie bocce e i vari vasi di vetro e di ceramica contenenti le erbe, dovessero spuntare delle fatine e dei nanetti. Giustamente loro no, ma Elisa sì, è lì, presente con il suo naturale look in sintonia con l'ambiente come da giardino della sua erboristeria.

La prima volta quando vi andai, la prima impressione fu che, a prescindere dal fatto se trovavo o meno le cose che cercavo, lì ci sarei comunque tornata trovando altre cose da acquistare. Iniziai a frequentare questa erboristeria da quando mi furono prescritte le tisane per la disintossicazione dopo le terapie.

Ma poi mi furono prescritte anche al cambio di stagione dall'inverno verso la primavera e dall'estate verso l'autunno facendomi creare una routine di stagione.

Quindi iniziai a frequentare con regolarità l'erboristeria di Elisa e non solo per le erbe, ma anche per quel particolare shampoo a base di alghe indispensabile per contrastare la caduta dei capelli come effetto della cura del farmaco che dovevo prendere per cinque anni dopo le terapie. E poi vi andavo anche in quei momenti in cui lo spettro dell'ansia mi annebbiava la mente la mattina in maniera inspiegabile, quando mi chiedevo quale fosse la sua origine cercando di mettermi in preghiera e in ascolto. Ma le risposte non arrivavano, rimanevo bloccata, tra notti di insonnia, davanti a una giornata che dovevo affrontare a volte con dei lavori in corso per i miei clienti da concludere entro il termine concordato. In quei momenti sentivo il bisogno di andare da qualche parte, parlare con qualcuno. L'unico posto dove avrei potuto andare in quei momenti di oscurità era l'erboristeria di Elisa.

Una volta vi andai afflitta da quelle sensazioni, spinta da un malessere istantaneo ed inspiegabile proprio un giorno in cui stavo tornando dal lavoro, sforzandomi e cercando di mantenere la serenità di una persona "normale". Ma Elisa sa leggere le persone, dal loro sguardo, dal tono della loro voce. Nonostante mi sforzassi a mantenerla il più possibile calma durante la nostra chiacchierata, mi parlò dei fiori di Bach di cui mi disse che avevano un effetto equilibrante sulle emozioni. Mi parlò della *floriterapia* ideata dal medico inglese Edward Bach che selezionò trentotto fiori ai quali ne furono aggiunti ulteriormente altre dieci. Ciascuno di questi fiori corrispondevano ad altrettanti stati d'animo. Le sostanze ottenute da questi fiori, abbinate tra loro secondo le caratteristiche di ogni persona, sono in grado di riportare l'equilibrio emotivo in chi le assume sotto la forma di gocce.

Da quella volta in poi, iniziai ad assumere regolarmente le gocce dei fiori di Bach e poi tutte le volte quando ne sentivo e sento tuttora il bisogno.

Ne sento gli effetti sensibilmente e danno una serenità costante ai miei giorni sostenendomi nelle mie attività quotidiane. Come anche la volta di quell'ultima biopsia: la preghiera e l'ascolto, gli esercizi di respirazione insieme ai fiori di Bach mi sostenevano contro l'ansia; l'olio essenziale di lavanda nel diffusore prima di andare a dormire rimediava all'insonnia facendomi ritrovare la mattina il senso di essermi riposata.

Facendo parte dell'intero Creato, come nel Cantico delle Creature, ciascuno ha il suo posto, come in un'orchestra, creando l'armonia dell'insieme. Come essere umani, siamo delle creature come lo è il sole, nostro fratello, la luna, nostra sorella insieme alle stelle, alla

"nostra sorella madre terra, la quale ci dà nutrimento e ci mantiene: produce diversi frutti, con fiori variopinti ed erba",

all'acqua e a tutto quello che ci circonda. Tutti loro essendo però maggiori di noi, scandiscono i nostri ritmi biologici. Sembrano delle cose assurde, ma in realtà sono più profonde di quanto lo si possa immaginare. Per coloro che vivono e lavorano a stretto contatto con la natura nelle campagne, al mare o in montagna, lo capiscono con maggiore naturalezza, appunto. Ma nella frenesia delle città non è spontaneo né tanto meno naturale di pensare a queste cose perché si dà tutto per scontato fino a rendere banale - se non addirittura sminuire, o peggio, disprezzare - un simile ragionamento.

Tuttavia, quando una certezza umanamente costruita si spezza, per delle cause dovute alla mancanza di rispetto e di amore per la natura e per l'ambiente, succedono le catastrofi ambientali.

In ugual modo, mancando di rispetto e di amore verso la propria persona, verso la propria anima, è la salute a spezzarsi, ci si ammala, significa che è andato perso il contatto con sé stessi, con la propria essenza.

Imparai che le sensazioni contrastanti in apparenza inspiegabili erano l'espressione della disonestà verso sé stessi per mancanza del coraggio di esprimere la propria verità al mondo esterno.

Questa nuova consapevolezza mi condusse all'ascolto di quella verità più profonda che sentivo sussurrare nel silenzio in fondo al mio cuore, che mi chiedeva di riconoscerla sempre e di difenderla con un nuovo atteggiamento.

La scia tortuosa della cicatrice sulla mia pelle segna la linea di partenza verso il futuro. Il mio futuro parte da quella cicatrice all'insegna del "mai più come prima", dell'onestà verso me stessa, di ammettere a me stessa la verità senza scuse né compromessi e di agire di conseguenza, nonostante le reazioni che ciò potrebbe causare nel mondo esterno.

***

Le esperienze che mi fanno bene nel quotidiano:
°gocce di fiori di Bach,
°tè e infusi alle spezie, fiori e piante aromatiche.
°oli essenziali nel diffusore o spalmati sulla pelle diluiti in olio extravergine di oliva o in olio di mandorle dolci,
°la compagnia delle nostre micie,

°giardinaggio curando le piante sul mio balcone o partecipando alle attività di cura del verde promosse da vari enti e associazioni,
°ascoltare musica a 432 Hz su YouTube.

IX

Libertà!

Amo la Libertà!
La amo in tutte le sue sfaccettature.
Ma non è mai scontata la Libertà.
Non lo è, in nessuna sfera.
La Libertà ha fatto molti piangere.
Sempre. In ogni sfera.
La Libertà ha sempre un prezzo.
Ed è molto alto il prezzo della Libertà.
Sempre. In ogni sfera.
La Libertà va rispettata.
Ma non lo è sempre in ogni sfera.
Proprio per questo va difesa la Libertà.
Sempre. In ogni sfera.
Per difendere l'alto valore della Libertà serve coraggio,
il coraggio di essere sé stessi sempre,
in ogni sfera.
Essere sé stessi chiede impegno e rinunce.
Sempre. In ogni sfera.

E anche a me fece tanto piangere la Libertà
nel momento quando l'avevo persa,
pensando a lei
come se avessi perso un pezzo della mia esistenza,
come se fosse stata lei ad essersi annoiata di me,
come se avesse deciso di non accompagnarmi più
perché non la facevo entrare nel mio cuore.

Chiedevo nelle mie preghiere di ritrovarla,
la cercavo tra le pagine dei libri,
nei testi delle canzoni,
cercavo di coglierla dalle parole di coloro
che ce l'hanno fatta a ritrovarla
cantando vittoria,
e dalle parole di coloro
che lottavano per difenderla
in ogni sfera.
Poi la Libertà sfiorò il mio cuore
e mi mise delle condizioni,
dicendomi che sarebbe tornata,
ma che prima dovevo guardarla in faccia con serietà
per capire che cosa avesse da dirmi,
quali erano quelle sue condizioni
e come dovevo essere
perché potesse tornare a fare parte della mia esistenza
come componente molecolare
delle mie cellule e della mia essenza.

Mi disse la Libertà che lei non stava insieme alla perfezione, e che questa era una falsa amica esistente solo sulle labbra di coloro che lasciavano cantare le sirene acclamando la perfezione perché, paradossalmente, loro stessi erano imperfetti.

Disse la Libertà di lasciare andare tutto ciò che era di peso ed era superfluo, inutile, tossico e privo di valore, ciò che aveva già svolto il proprio ruolo e non serviva più. Perché di perfetto c'è solo il cammino quando si conosce la meta. Tutto il resto è un lavoro quotidiano duro o semplice che sia, e che dipende da ciascuno, dalla propria capacità di generare Amore attraverso i propri pensieri, le proprie parole, le proprie azioni che nascono dalla propria essenza, fuori dal labirinto delle emozioni che si percepiscono arrivare dall'esterno.

Mi disse la Libertà che lei volava alto, sopra le convinzioni che ingabbiavano il cuore e mai s'immergeva laddove c'era vittimismo, prevaricazione, giudizio, assenza di amore, di rispetto, di volontà di venirsi incontro, di perdono.

"Ma allora, come faccio a trovarti – chiesi alla Libertà – se il mondo è pieno di tutte queste cose e io mi ci trovo immersa? Sei troppo in alto per me! Temo di non poter raggiungerti..." - le dissi.

"Zero compromessi, zero sconti e resilienza!" -disse la Libertà.

"La resilienza è la scala che ti porterà da me. Prendila e impara ad usare la tua resilienza!" - mi disse la Libertà.

"Non capisco che cosa possa avere la resilienza in comune con te, non so che cosa intendi dire" – dissi alla Libertà.

"Mettiti in ascolto, ascolta la voce del tuo cuore, è lì che ti parla il Codice della Vita. Qualsiasi verità che cerchi, è già dentro di te. Ciò che senti è sempre vero, fidati!" – mi rassicurò la Libertà.

Stavo raccogliendo i pezzi della mia fragile fede e imparai che avevo diritto di chiedere aiuto, di incamminarmi per cercare e trovare la Libertà. La libertà verso la quale aspiravo, era quella più profonda, quella della mia essenza, quella libertà interiore che definiva la mia autenticità, ripulita dai giudizi e dai pregiudizi, ripulita dallo sforzo di piacere e di compiacere, ripulita dai compromessi e dalle false attese. Mi mancava il coraggio di bussare per chiedere quell'aiuto che meritavo e al quale avevo diritto. Ma ascoltando il soffio della mia essenza, sentii la voce, quella del Codice della Vita dentro di me che mi incoraggiava:

"Vai, cerca e troverai la tua Libertà, te lo dico io, ti guiderò. Fatti coraggio! Non esiste un momento giusto per farlo, quel momento è adesso, in questo luogo dove ti trovi in questo preciso istante. Non puoi mai sapere quanto può durare un temporale, è inutile aspettare il momento che passi, ma impara piuttosto a camminare sotto la pioggia e anche sul terreno scivoloso! Sarò con te e ti farò raggiungere la tua Libertà! Ma poi, tu continua a camminare sotto il sole, sotto la pioggia o sotto la neve, anche avvolta nella nebbia o nel gelo. Non curarti delle intemperie, quelle ci sono sempre state, ci sono e ci saranno. Ma tu continua lo stesso a camminare. Comunque e ovunque. Sarà, poi, la Libertà dentro il tuo cuore a dettare il ritmo dei tuoi passi, non le intemperie esterne."

Eh già, perché - come imparai nei luoghi dove mi condusse la storia del mio tumore - non è importante ciò che ci accade, ma cosa facciamo con ciò che ci accade.

Non ho pregato il Signore per la mia guarigione.

Non avevo la forza dell'animo per farlo e sentivo persino di non meritarmi la guarigione.

Cercavo solo un modo di vivere la quotidianità in maniera tale da non pesare a nessuno e di sentirmi utile fino a quando potevo, e per questo ci avevo messo e continuo a metterci dell'impegno. La mia motivazione di portare avanti il mio impegno è mio figlio, la mia famiglia, i miei amici, le persone che credevano e continuano a credere in me, e che mi hanno spinto, sostenuto e incoraggiato di lanciarmi nell'avventura di scrivere questo libro. Cercai e trovai la mia strada della quale mi accorgevo che era disegnata dal Codice della Vita che metteva insieme i pezzi del mio puzzle, quelli che si potevano recuperare dopo l'annientamento. Qualcuno disegnava per me nella polvere dei miei resti una traccia appena riconoscibile da seguire, aggiungendo dei giorni al mio presente con la promessa di un futuro diverso, sconosciuto, ma che sentivo inspiegabilmente libero da quei pesi che tenevano in gabbia la mia Libertà.

Ognuno di noi attraversa dei periodi di uragani che spazzano via tutto ciò che non serve per dare spazio ad una vita migliore, libera dalle etichette, dai giudizi, dagli schemi di pensiero disfunzionali accumulati nel passato, dalle convinzioni sentite e ripetute negli anni e diventati inefficienti nel presente, dalle parole esterne pronunciate a caso per la profonda ignoranza di coloro che le emettono e che non hanno ancora capito di vivere loro stessi dentro il loro piccolo mondo confinato nella propria gabbia che hanno dentro la testa. Gli amici veri sono di sostegno e restano anche dopo il cambiamento. Gli altri si allontanano liberamente.

Se mi fermo a contemplare guardando ai giorni del mio azzeramento, è come vedere di essermi trovata sul corridoio di un mare spaccato in due di cui allora, con lo sguardo offuscato dalla rabbia e dal dolore, non mi accorgevo di trovarmi in mezzo, nonostante lo stessi attraversando lasciando indietro ciò che ero, mentre mi dirigevo verso l'altra sponda che si faceva intravedere progressivamente emanando un barlume di luce, quella di una nuova vita da vivere e da ricostruire con i pezzi delle mie macerie, con delle zone sconosciute da esplorare, da scoprire, perché una cosa è certa: non si arriva sull'altra sponda uguali a prima!

Imparai che la Libertà non era un punto di arrivo.

La Libertà chiedeva spazio.

Per creare spazio alla Libertà capii che dovevo rimuovere tutto ciò che ingombrava il mio spazio vitale fisico, oltre quello all'interno della mia mente. Era l'occasione giusta per liberarmi dagli oggetti inutili che ingombravano gli armadi, i cassetti dagli oggetti ai quali l'unico ruolo rimasto era quello di accumulare la polvere in casa e sugli scaffali in cantina e nel box. Sentivo il bisogno fisico di respirare leggerezza e minimalismo. Guardai con stupore e con soddisfazione quegli spazi che si erano liberati dalle inutilità e mi complimentavo per aver trovato il coraggio di aver portato a termine quel lavoro e che niente di ciò di cui mi ero liberata, mi creò rammarico. Sentivo solo leggerezza e appagamento.

In parallelo, il cammino verso la mia libertà interiore e mantenere questa libertà come elemento vitale del mio cuore, della mia essenza, chiedevano disciplina e costanza perché innescarono un cambiamento profondo nei modi di pensare che governavano, poi, quelle emozioni e quelle abitudini che fragilmente riuscivo a sostenere nonostante la determinazione che avevo all'inizio del percorso. In quei tempi di inizio, la timidezza e l'insicurezza rendevano incerto questo cammino perché ogni cambiamento chiede il rispetto dell'impegno preso con sé stessi. La consapevolezza di esserne meritevole era il motore e la garanzia del successo nel ritrovare la mia libertà interiore che definiva da sempre la mia natura e che, negli anni passati, avevo sepolto secondo le esigenze esterne.

Un giorno, mentre guardavo il cartone di "Kung Fu Panda 3" con mio figlio, sentivo le parole del Maestro Shifu come un'ammonizione rivolta direttamente a me, quasi un rimprovero. Sul momento mi faceva ridere perché vedevo davanti a me il personaggio di un cartone animato, ma allo stesso tempo mi spinse a riflettere sulle parole che sentii appena pronunciate da lui:

"Se fai solo quello che sai fare, non sarai mai più di quello che sei ora!"

Poche ma concise queste sue parole mi fecero capire inequivocabilmente, che concedersi questi momenti di "rilassamento" in un percorso di cambiamento come quello che stavo vivendo, non mi avrebbero fatto progredire. Quelle piccole abitudini di falsa banalità avevano la funzione ben precisa di creare e cementare la nuova normalità, con le nuove abitudini anche nel modo di pensare con lo scopo di farli diventare automatici. Quindi non c'era spazio per le eccezioni. Anche perché lo spettro dei vecchi schemi e dei modi di pensare inefficienti, delle vecchie abitudini, che mi avevano guidato subdolamente fino al mio punto zero segnato dal tumore e che si sono rivelati disfunzionali, si ripresentava nei momenti di fretta, di distrazione nella quotidianità facendo collocare in secondo piano o facendo saltare quelle "piccole" cose – che messe insieme nella loro totalità – mi avevano faticosamente portata alla salute del mio cuore, dei miei pensieri, del mio modo di ragionare, e del mio corpo fisico. Tuttavia, mi fu detto che queste ricadute erano normali, soprattutto dopo qualche mese dall'inizio, perché, secondo gli specialisti, al cervello umano servono circa ventuno giorni fino ad acquisire una nuova abitudine in maniera automatica anche negli atteggiamenti. Capii che la regolarità nell'iniziare la giornata con la preghiera e l'ascolto, l'attività fisica regolare importante per l'apporto dell'ossigeno alle cellule, l'alimentazione adeguata, il ciclo di sonno regolare, non erano un dettame noioso da seguire imposto dall'esterno dai miei specialisti, bensì avevano il preciso ruolo di farmi imparare a rispettare me stessa e di continuare fino a farli diventare delle abitudini regolari. Su un altro livello, percepii che la regolarità creava sicurezza e scioltezza nel gestire gli impegni e nell'affrontare gli ostacoli.

Amo la metafora del ruscello che avevo incontrato in una delle mie tante letture, in un racconto per bambini che, in quel periodo, sentivo il bisogno di leggere per tornare un po' nel mondo delle fiabe: quando un ruscello nasce in cima ad una montagna, non trova un percorso spianato, liscio. Il suo letto è fatto di rocce e di sassi. Nella sua discesa incontra persino delle rocce più grosse che ostacolano il suo flusso e lo spaccano in mille gocce. Tuttavia, il ruscello non si ferma davanti a queste rocce, le sue gocce si ricongiungono nel suo flusso perché lui è stato creato per scorrere, per andare avanti saltando oltre le rocce, superandole e continuando il suo percorso verso la sua meta per raggiungere il fiume e poi il mare.

Riconobbi nella metafora di questo ruscello la mia vita e nel tumore una di quelle rocce che ostacolano il suo percorso. Era spuntato lì, mi ci scontrai, mi sono fatta male ed ero andata a pezzi come il flusso del ruscello scontrandosi con le rocce si era frantumato in mille gocce, ma che poi si ricongiunsero al flusso per continuare il loro percorso verso il fiume.

E io mi ricongiunsi al flusso della vita per continuare il mio cammino sul suo tragitto verso dei nuovi traguardi. Perché c'è sempre una nuova partita da giocare, dei nuovi scudetti da vincere. Ma poi, come la mia squadra bianconera anche io, nonostante non avessimo vinto tutti gli scudetti, tra lacrime e sorrisi, ci godiamo lo stesso ogni percorso!

Ho imparato che rinascere dopo un tumore vuol dire prendere atto dell'esigenza della libertà più profonda, come componente della propria unicità ed autenticità e difenderla, esprimerla e sostenerla per mantenerla. Sempre.

Ho imparato che rinascere dopo il tumore vuol dire avere il coraggio di porre dei limiti a tutto ciò che lede i miei valori, la mia essenza.

Ho imparato che rinascere dopo un tumore vuol dire sentirsi liberi di cambiare perché cambiando sé stessi cambia anche il proprio ambiente in cui si vive, cambiano le relazioni con il mondo esterno.

Ho imparato che rinascere dopo un tumore vuol dire accettarsi e accettare quelle aree che non possono essere cambiate, e che questo non è sinonimo di rassegnazione. Ma vuol dire amarsi e volere bene a sé stessi consapevoli di meritare il perdono, di meritare la pace, di meritare la libertà dai pensieri fissi del rimuginio, di meritare la libertà dalle dipendenze, dai vizi, da tutto ciò che tiene incatenati ed è tossico.

Ho imparato che con la consapevolezza di essere meritevoli di questo Amore e di esserne colmi, si riesce poi a diffonderlo in tutto ciò che si compie con le proprie azioni e verso gli altri, anche verso coloro che non hanno ancora imparato a volersi bene e che non si sentono amati da nessuno. Perché diffondere l'Amore nelle relazioni e verso l'ambiente nel quale si vive, genera Amore che viene sempre ricompensato nei più sorprendenti e i più svariati modi proprio quando meno ce lo si aspetta.

Ritrovai una frase durante il mio percorso di guarigione, che esortava ad avere coraggio di essere felici. La sentii anche in passato, mi sembrava bella, ma non la capivo bene, forse perché non mi ci riconoscevo, ovvero non sentivo che mi serviva essere coraggiosa per essere felice. Pensavo che la felicità fosse una meta da raggiungere, non una condizione per la quale ci s'impegna giorno per giorno di vivere.

Questa frase fu pronunciata da papa Francesco durante un discorso rivolto ai giovani. Ma in fondo è un'esortazione rivolta a tutti, inquanto il coraggio di essere felici è strettamente legato al valore dell'Amore, e per coltivarlo verso sé stessi e verso il prossimo sono tutti chiamati a non cedere allo scoraggiamento davanti alle apparenze che possono anche non riflettere la realtà. Quindi, come ogni cosa che ha il suo fronte e il suo rovescio, questo coraggio va mantenuto e sostenuto nonostante ciò dovesse comportare il disappunto di chi ci sta accanto.

Cito questa frase alla luce di quel nuovo inizio che ogni percorso di guarigione richiude in sé che, con un nuovo atteggiamento, si attiva nel corpo una volta ritrovato il sottile e vulnerabile equilibrio tra il cuore, la mente e il corpo, tra i pensieri, le emozioni, le parole e le azioni mediante la consapevolezza delle proprie risorse, quelle che nella quotidianità facilmente possono sfuggire.

Non ho la presunzione di affermare che la mia esperienza sia un esempio valido e funzionale per coloro che affrontano una diagnosi simile al mio. Assolutamente no.

Questo percorso mi è costato molta fatica, molto impegno, mi è costato delle cadute e delle ricadute che mi hanno portata altrettante volte a rialzarmi in piedi e a dire di "Sì!" alla Vita. Per questo motivo ho deciso di non tenere nascosta per me la mia storia. Tenerla per me, la vivrei come una omissione. Quindi la condivido per me stessa per osservare ogni tassello della mia guarigione, per osservare la cicatrizzazione delle mie ferite. Sul corpo e nell'anima. Per osservare la cicatrizzazione delle mie ferite dentro ogni mia cellula. Condivido la mia storia per offrirla a coloro a chi potrebbe servire come un semplice strumento di confronto, oppure come strumento per coloro che si trovano ad assistere una persona con una storia di cancro affinché si possa comprendere che essa o esso può vivere nel suo silenzio un turbinio di pensieri e di sensazioni che solo lei o lui sa, e di cui nessuno si può accorgere dall'esterno. Anzi, dall'esterno mi sentivo e sento tuttora spesso dire "ma quanto sei forte!", o ancora: "ma dai, sembra che tu non avessi mai avuto niente!" – un'apparenza questa ben costruita nella mia testa per troncare ogni dialogo in cui avrei potuto rischiare ad apparire lamentosa o vulnerabile.

Condivido questa mia esperienza per farla diventare un mezzo che porta un messaggio di fede e di speranza, per far capire che il cancro non è sinonimo di morte, non ha l'ultima parola sulla vita, bensì segna l'inizio verso un nuovo cammino che riserva tante opportunità e che si guarda con degli occhi nuovi, con dei nuovi atteggiamenti, con delle spalle più forti per affrontare con Amore, non i problemi, ma le sfide che la vita ci pone davanti.

* * *

Le esperienze che mi fanno bene nella vita di tutti i giorni per la mia libertà interiore:

° l'ascolto,
° osservare,
° dire di no a tutto ciò che la ragione tende ad approvare ma il cuore lo rifiuta, a prescindere dall'interlocutore che ho davanti,
° esprimere la mia opinione quando mi viene chiesta ed esprimerla in linea con i miei valori,
°ascoltare musica a 432 Hz su YouTube.

X

Invece di una conclusione

"Se la vita ti dà un limone
tu fanne una caipirinha!"
(Proverbio brasiliano)

"Di cancro si guarisce!"

Io sono qui per guarire.

Io ce la posso fare e ce la farò, io ce la posso fare e la vincerò!

Io sono guarita. Sono guarita. Guarita.

Io sono, al presente, quella che in questo momento sta scrivendo.

Io sarò, al futuro, perché il futuro non è da prevedere bensì da progettare con fede, con coraggio, con il cuore in sintonia con la ragione. A prescindere da ogni età.

Fine della storia?

No, perché la vita continua, va avanti e chiama all'azione.

Ed eccomi, arrivata sull'altra sponda del mio mare, quella con tanta luce, dove c'è un cielo che è sempre sereno. C'è tanto sole da quest'altra parte! Il sole c'è sempre! Da quest'altra parte, il sole non si lascia oscurare dalle nubi, perché questo sole continua a splendere e si fa trovare tutte le volte che lo cerco perché è dentro di me. Ed è qui, su quest'altra sponda del mio mare, che la vita mi chiama a viverla.

La mattina apro gli occhi e ringrazio Dio per averli aperti, per il dono del nuovo giorno, per il bacio sulla fronte a mio figlio, per l'abbraccio di mio marito e delle nostre micie.

Esco sul balcone e respiro profondamente il profumo della natura. Guardo il sole o ascolto la pioggia, cerco di afferrare la nebbia o il gelo e ringrazio Dio perché li posso vedere e sentire. Collego il mio respiro ad alcuni movimenti di estensione e cerco di rinchiudere in me un po' della loro vitalità.

Mi ritrovo in queste piccole cose di ogni giorno che chiedono anche un minimo di fare, che sono sempre le stesse, ma che, proprio per la loro semplicità abitualmente ripetuta la mattina, creano l'ancoraggio nella mente attraverso dei semplici gesti che mi confermano: "Sì! Ci sono." Ci sono per me stessa, per la mia famiglia, per il mio lavoro, per chi ha bisogno di me. Queste piccole cose fanno iniziare la giornata con la promessa che gli eventi di quel giorno evolveranno a seconda delle mie esigenze. Tutto il resto viene impostato, rimandato o eliminato secondo queste esigenze, secondo l'importanza oppure l'urgenza che gli eventi esterni richiedono.

E poi ci sono le grandi cose, quelle che capitano apparentemente per caso, di belle, come quando si vince al superenalotto oppure di meno belle, come quando si scopre di avere un cancro. Sono due le cose che queste esperienze hanno in comune: la prima è che in entrambi i casi si resta stupiti all'estremo; la seconda è che in entrambi i casi si può o perdere la testa andando in rovina, oppure tirare fuori i sogni dal cassetto e realizzarli. Perché i sogni, se lasciati nel cassetto, si ammuffiscono.

Quando si vince al superenalotto è facile immaginare come costruirsi il futuro al quale prima mai si osava a pensare.

Quando si scopre di avere un tumore, invece, è come trovarsi la vita azzerata, da rivedere, da capire quali erano tutte quelle cose, anche minuscole e in apparenza banali, che si erano rivelate disfunzionali, e cambiarle con coraggio e con costanza, nonostante la paura di cambiare le abitudini cercasse di tirare il freno durante la marcia verso questo cambiamento. L'esperienza mi insegnò che ogni cambiamento intrapreso e sostenuto portava il doppio di benefici rispetto a ciò che avevo lasciato alle spalle in ogni campo della vita.

Miracoli? Fortuna? Direi proprio di no, ma impegno, costanza, ascolto e preghiera sì.

Non sono in grado di evitare a fare riferimento alle radici della mia fede. Da sempre sono cresciuta con l'espressione di "Ora et labora" ovvero "prega e lavora". Nelle parti delle mie origini, ai tempi remoti del Basso Medioevo furono i monaci benedettini a diffondere la Buona Novella. Quindi questa espressione è tuttora assai diffusa in molti luoghi di culto di quelle zone. Nella mia infanzia sentivo questa espressione con il significato di "prega e impegnati" perché il Creatore dell'Universo farà il resto di ciò che l'umana creatura non arriverebbe a compiere con quella maestria.

E poi c'erano quei concetti base... Già! Erano quelli che rimasero impressi in qualche angolo sperduto della mia memoria e che la disperazione me li fece recuperare e spolverare al momento del mio azzeramento, ed emersero come ancora di salvezza: l'impegno, la costanza, l'ascolto e la preghiera. Strada facendo nella vita, con l'inevitabile frenesia che caratterizza l'umanità di questo ventunesimo secolo, qualcuno di quei concetti base li avevo smarriti per strada... e poi...il loro smarrimento generò le relative conseguenze. Solo dopo, mi accorsi di sentire come se avessi perso una bussola.

Ma ora, una volta ritrovati, capii che senza questi quattro concetti, per me di valore esistenziale, i miracoli non si fanno. Dio ci chiede sempre di metterci del nostro, di dare il massimo di noi stessi e farlo con il cuore, e poi Lui fa il resto. Come alle nozze di Cana, una volta finito il vino, Gesù non riempì subito le giare di vino, ma aveva prima chiesto ai servitori di riempirli di acqua. Quindi chiese ai servitori di agire, fece una chiamata all'azione perché Lui avrebbe fatto il resto: l'acqua nelle giare la fece diventare vino. Succedette la stessa cosa con la moltiplicazione dei pani e dei pesci per sfamare la folla che lo ascoltava: non creò dal nulla i pani e i pesci, ma chiese ai suoi discepoli quanti pani e quanti pesci avevano a disposizione. Essi risposero che ne avevano cinque pani e due pesci. Ancora una volta Gesù chiama i discepoli ad agire ovvero di mettere in mezzo alla gente quel poco che c'era, e poi Lui li moltiplicò facendo sfamare tutta la folla. E ancora un'altra "call to action" di Gesù: era dopo la fatica di una notte intera che i suoi amici non riuscirono a pescare nulla. Lui mica aveva detto loro: "Siete degli incapaci, datemi queste reti che faccio io la pesca per voi, magari faccio meglio", no.

Ma disse loro: "Gettate le vostre reti!" (Lc, 5,1-11) Quindi sulla Sua parola essi agirono gettando le reti di nuovo nelle acque del lago di Gennèsaret. Le reti si riempirono di una quantità spropositata di pesci, quasi fino a rompersi.

Riflettendo su questi episodi, capii che le cose si fanno se le faccio, anche quando le mie risorse sembrano insufficienti per sostenere la costanza nell'attuazione delle nuove abitudini. Il crollo dell'attenzione per tenere ferma la mente, è sempre dietro l'angolo. Ma con la costanza, qualche volta di meno, qualche volta di più, mettendomi in ascolto e in preghiera, con la fede, le cose alla fine si fanno perché Dio non manca di dare quel tocco finale che fa sentire la compiutezza e l'integrità di ciò in cui avevo messo tanto impegno.

E poi, a volte, nonostante il mio impegno, da Dio mi arriva anche solo una cosa semplice, anche semplicissima che, quando la guardo, non mi ispira nulla, come un limone.

Nel mio concreto, il limone fa parte di una di quelle nuove abitudini di cui faccio la spremuta che diluisco in un bicchiere di acqua per iniziare la giornata con una spinta di energia, come toccasana depurativo. Ma pur sempre rimane solo un limone.

Altre volte succede che mi aspetto di realizzare delle cose senza impegnarmi più di tanto; in quel caso il risultato è su misura, ovvero come ricevere in dono niente di più di una cosa come... un limone! Posso dire che ne sono contenta? Sono grata, sì, indubbiamente sì. Certo, un limone è una cosa salutare, bevuto la mattina in un bicchier d'acqua, aggiunto all'insalata, al pesce, alla cotoletta, alle solite cose insomma.... E poi?... Se voglio qualcosa di meglio, qualcosa di extra, se voglio il top!... Se voglio non soltanto qualcosa di meglio, ma se voglio proprio *il meglio* che si può ricavare da un limone, vuol dire che sono chiamata a metterci di più, ad impegnarmi di più, con l'immaginazione, con l'ispirazione, con la fantasia, vuol dire che sono chiamata a sognare agli occhi aperti fino a scoprire ... ciò che una cosa come un limone può serbare per me aggiungendo tutti quelli ingredienti che sorprendono il cuore, il cervello e il palato: allo stesso limone spremuto aggiungo la sua buccia grattugiata, la menta fresca, qualche foglia fresca di coriandolo, qualche cubetto di ghiaccio, acqua e... ed è fatta ! Ne viene fuori una bevanda dalla massima potenza dissetante ed energizzante!

Mi riempio una bottiglia da portarmela a presso mentre faccio shopping o delle lunghe passeggiate, mentre faccio trekking oppure se vado in spiaggia. Il risultato è che scioglie la stanchezza e la spossatezza. Il tutto richiede un impegno di circa quindici o venti minuti. Ma la cosa incredibile sono il sapore, l'aroma e l'effetto che questi ingredienti abbinati tra loro riescono a trasmettere facendo sentire la loro freschezza e la quiete nel corpo e nella mente.

E questo è solo l'esempio di un impegno banalissimo per preparare una semplice bevanda dissetante.

E adesso, che sei arrivata o se sei arrivato a leggermi fino qui, ti ringrazio per la tua compagnia, per la tua curiosità.

Come dopo ogni traguardo raggiunto amo lanciarmi a sognare, a volare con la mia immaginazione sulle terre esotiche del Brasile o della Cuba, sulla scia di quei sapori di cui il limone o anche il lime sono l'ingrediente base: di una bella caipirinha o di un bel mojito!... ottenuti con quell'impegno in più che trasformano il limone in un capolavoro per il palato!

Ogni tanto, in qualche occasione, come quella di celebrare qualcosa di insolito e di importante, mi permetto anche di sgarrare. Me lo permetto perché lo faccio con consapevolezza, mettendo in conto che dopo recupero tornando a tutte quelle cose che fanno mantenere il mio benessere a lungo termine. In un cammino come il mio, s'impara anche questo, la consapevolezza dei limiti, la consapevolezza di essere diventati più forti e il loro significato.

Sì, perché non mi accontento solo di qualcosa di meglio, ma voglio *il* meglio, anche per te che stai leggendo perché te lo meriti, perché nel fondo della tua anima esiste una luce che Dio ha posto in te e che sta a te di scoprirla e di farla brillare.

Quindi, anche se dopo molte fatiche e molto affanno la vita ci lancia solo un limone, sta a noi a metterci del nostro per farne il nostro mojito o la nostra caipirinha!

In questo momento mentre scrivo, sono le quattro del pomeriggio. A quest'ora mi ispira di più un infuso alle rose, cannella e zenzero.

Se vuoi, preparalo anche tu controllando prima se sei allergica o allergico o meno ai suoi ingredienti:

*metti in una tazza 7-8 petali secchi di rosa damascena, una punta di coltello di cannella in polvere, una punta di coltello di zenzero in polvere,

*versaci sopra 250 ml di acqua calda ma non bollente, copri la tazza per max. 5 minuti, filtra (ma puoi consumarlo anche senza filtrare, è più saporito);

*se vuoi, aggiungi un po' di zucchero di canna, e poi goditi la festa di questi sapori!

Ora scegli quale dei tre preferisci: la caipirinha, il mojito oppure l'infuso alle rose. Qualunque tu abbia scelto, lo dedico alla tua salute e ti invito a leggere una poesia, l'Inno alla vita di Madre Teresa di Calcutta perché le sue frasi brevi sono facili da ricordare e fanno guardare oltre ciò che a volte si è portati a vedere nella realtà immane. Il testo intero è facilmente reperibile sul web.

E poi c'è anche il suo di inno, quello di Ricky Martin, non solo da leggere, ma da cantare – e perché no?! – da ballare: La Copa de la Vida; la ascolto spesso e - appunto - ballo anche quando sono da sola sui ritmi della sua musica. È facile da recuperare su YouTube o su Spotify, da vivere e da ascoltare per intero.

Tra le notifiche che mi arrivavano sul cellulare, un giorno trovai questa frase che ritengo dica molto: "La vita è musica, ascoltala." Inquanto la musica ci chiama a fare ciò che è più essenziale: ascoltare.

Buon cammino!

Ringraziamenti

Ringrazio Dio per il dono della vita, per avermela donata più di una volta, per avermi portata a ricostruirla dal nulla, per avermi guidata a ritrovarla anche quando pensavo di camminare da sola nel deserto.

Ringrazio i miei genitori per avermi concepita, per i valori che mi hanno trasmesso, per la fede che hanno fatto coltivare in me insegnandomi a vivere le intemperie tra lacrime e gioie, insegnandomi che la Verità ce l'avevo nell'anima nonostante le oppressioni esterne.

Ringrazio mio figlio per avermi fatta entrare come mamma nel suo magico mondo di disegni, fiabe, film, videogiochi e cartoni animati facendomi cogliere in ciascuno di questi mondi fiabeschi altrettanti messaggi di vita. Lo ringrazio come mio piccolo maestro di vita, per i suoi ragionamenti puri e sinceri che solo i bambini sono in grado di esprimere.

E ringrazio mio marito per il suo supporto nei miei momenti di crollo e di tribolazione, per il suo sostegno in questo turbinio del cambiamento spronandomi di lasciar scorrere le cose, lo ringrazio per i suoi silenzi e per gli abbracci rassicuranti, per i suoi tanti "sì" rinnovati in questo mio cammino di trasformazione.

Ringrazio mio fratello che mi ha suggerito di mettere su carta i miei pensieri scrivendo tutte le volte che i pensieri oscuri mi avrebbero avvolto la mente nell'ombra. Lo ringrazio per le migliaia di chilometri che ha fatto per venire ad essermi vicino il giorno del mio intervento e per il supporto che ha dato alla nostra famiglia. Lo ringrazio per le sue visioni diverse che mi hanno indicato negli anni le alternative da considerare.

Ringrazio la mia amica Doina, che mi ha consigliato di tenere un diario su questo capitolo della mia vita. La ringrazio per la sua costante vicinanza che ha sempre dimostrato nonostante la distanza che separa Treviso da Milano, per le passeggiate sul lungofiume in Arad e quelle tra i canali di Venezia.

Senza i loro suggerimenti questo libro non sarebbe nato.

Ringrazio le mie amiche che sono venute a trovarmi in ospedale e che mi hanno sostenuto in questo cammino, quelle delle colazioni al bar, quella delle passeggiate nei parchi che sanno riconoscersi nei ricordi di quelle occasioni.

Ringrazio la mia amica, Laura, che è venuta con me a festeggiare la fine delle terapie sulle giostre di Leolandia insieme ai nostri figli e che sa riconoscersi in questo evento memorabile.

Ringrazio la mia vicina di pianerottolo, Francesca, per tutte le volte che ci ha regalato il pane fatto da lei con il lievito madre tenuto in vita da lei stessa, e poi cotto nel forno di casa sua con amore.

Ringrazio la mia insegnante di yoga dalla quale ho imparato che la prima medicina istantanea e sempre a portata di mano è il mio stesso respiro, e che mi ha insegnato a rialzarmi, a riacquisire la sicurezza nei miei movimenti e a spostare i miei limiti sempre più in là.

Ringrazio Chiara, la navigatrice della mia zattera, che mi ha guidato a ritrovare la giusta direzione, a dare un significato alle mie esperienze sconvolgenti placando il mare in burrasca dentro la mia testa e a mettere ordine nei miei pensieri.

Ringrazio i miei mentori che sanno riconoscersi in queste parole, che hanno creduto in me e mi hanno sostenuto guidandomi sulla via tortuosa del cambiamento, spronandomi a ritrovare la mia parte migliore e a connettermi con la mia essenza. Sono e resteranno sempre le stelle che delineano la recinzione sul mio cammino.

Ringrazio quei medici e infermieri, la mia nutrizionista, Angela, lo staff del progetto DianaWeb promosso dall'Istituto dei Tumori di Milano che mi hanno seguito e mi seguono nel percorso di follow-up con fiducia, incoraggiamento, empatia e positività.

Ringrazio i miei Clienti che sono rimasti e si sono fidati di me nonostante i miei ritmi diversi e quei Clienti che sono tornati ridandomi la loro fiducia.

Ringrazio coloro che mi hanno contestato, coloro che nutrivano delle perplessità e negativismo nei miei confronti, perché sono proprio loro che mi hanno insegnato come *non* devo essere, mi hanno insegnato ad avere il coraggio di *non* piacere, mi hanno insegnato che andare contro corrente era per me la strada giusta.

Ringrazio il mio tumore perché mi ha fatto guarire portandomi ad essere oggi quella che sono.

Le letture della mia guarigione

I titoli che seguono non rappresentano una bibliografia. Sono semplicemente dei libri che ho letto per coltivare dei pensieri sani e per imparare tutte quelle cose che né a scuola e spesso né in famiglia non s'insegnano, e che hanno contribuito alla mia guarigione più profonda e ad essere la mamma nella mia versione migliore per mio figlio:

- A.N.D.O.S. onlus, *La forza al femminile. Informazioni utili per te!* 2017 (opuscolo-libro fornito dalla A.N.D.O.S. negli ospedali dove è attiva)
- Mara Mussoni, *Cancro. La linea di partenza per la tua Rinascita*, Verdechiaro Edizioni, 2018
- Gabor Maté, *Quando il corpo dice NO. Il costo dello stress invisibile.* Il Leone Verde, 2019
- Francesca Romano e Daniela Bonetti, *Leadership al femminile. Manuale pratico per donne che vogliono tirar fuori il meglio di sé nella vita e nel lavoro*, Oscar Mondadori, 2016
- Gianni Apriletti, *Spingiti oltre il visibile. Da malato cronico a motivatore*, Mind Edizioni, 2021
- Enrica Mariano, *La malattia è solo la punta dell'iceberg. La cura inizia dall'ascolto*, Mind Edizioni, 2022
- Mara Mussoni, *Coaching oncologico. Prendi la strada per la tua guarigione*, Scripta.bio, 2022
- Anna Villarini, Giovanni Allegro, *Prevenire i tumori mangiando con gusto. A tavola con Diana*, Sperling-Kupfer, 2019
- Franco Berrino, *Alimentare il benessere. Come prevenire il cancro a tavola*, Franco Angeli Edizioni, 2014

- Myla e Jon Kabat-Zinn, *Il genitore consapevole. Non esiste il metodo giusto per fare i genitori, ma molti modi per crescere bambini sereni. Una guida che rassicura*, Tea, 2002
- Stefano Denna, *Genitori coach. Come guidare i propri figli e aiutarli a esprimere il massimo del loro potenziale*, Oscar Mondadori, 2016
- Nan Coosemans, *Quello che i ragazzi non dicono. Comprendere e interpretare i silenzi degli adolescenti*, Sperling-Kupfer, 2018
- Chiara Amirante, *La pace interiore. Liberarsi dall'ansia, dalle paure, dai pensieri negativi*, Piemme, 2022;
- Jorge Mario Bergoglio, *Chi sono io per giudicare?* Pickwik, 2017
- Tonino Bello, *Maria donna dei nostri giorni*, San Paolo, 2004
- Daniel Goleman, *Intelligenza emotiva. Che cos'è, perché può renderci felici*, Rizzoli, 1998
- Jacopo Fo, *Guarire ridendo. La medicina che non ha bisogno di ticket!!*, Mondadori, 1999
- Banana Yoshimoto, *Il corpo sa tutto*, Feltrinelli, 2004;
- Harriet Beecher Stowe, *La capanna dello zio Tom*, Rizzoli, 2009
- Michelle Obama, *La luce che è in noi*, Garzanti, 2022
- *Ritratti di donne*, A cura di Sara Rattaro. 28 autrici raccontano 28 donne straordinarie. Da Agatha Christie a Whitney Houston, Morellini editore, marzo 2023

I film e i cartoni animati della mia guarigione

- Annie Parker. Due donne: una cambierà la sua vita. L'altra cambierà il mondo. Basato su una storia vera (Koch Media 2018)
- Il colore della libertà (Notorius Pictures, 2020);
- The Rosa Parks Story (CBS, 2002)
- Self-made: la vita di Mme C.J. Walker (serie Netflix, 2020);
- Il ragazzo che catturò il vento (Netflix, 2019)
- Chiara (Vivo Film Tarantula, Rai Cinema, 2022)
- Francesco (Taodue, 2002)
- Antonio, guerriero di Dio, (01 Distribution, 2006)
- Ignazio di Loyola (Jescom Films, 2016)
- Becoming: la mia storia (Documentario Netflix sulla vita di Michelle Obama, 2020)
- Anthony Robbins : I'm Not Your Guru (Documentario Netflix, 2016)
- Memento audere semper (La Volpe Film Production, 2019)
- Inside Out (Disney Pixar, 2015)
- Soul (Disney Pixar, 2020)
- Pocahontas I, II (Walt Disney, 1995, 1998)
- Alice nel paese delle meraviglie (Walt Disney, 1951)
- Grace di Monaco (Lucky Red, 2014)
- Maria Teresa (minserie Rai, 2017)
- The Crown (serie Netflix, 2022)
- Kung Fu panda I, II, III (DreamWorks Animation 2008, 2011, 2016)

- Karate Kid I e II (Columbia Pictures 1984, 1986)
- Cobra Kai, (Sony Pictures Television, Netflix 2018-2022)
- Coach Carter (United International Pictures, 2005)
- Matrix 1 (Warner Bros, 1999)
- Sette anni in Tibet (Cecchi Gori, 1997)
- Yes Man (Warner Bros, 2008)
- Invictus – L'invincibile (Warner Bros, 2009)
- Collateral beauty (Warner Bros, 2016)
- Come un gatto in tangenziale I, II (Vision Distribution 2016, 2021)
- Sole a catinelle (Medusa Film, 2013)